Sinnliche
Intimität

Susanna-Sitari Rescio
Sinnliche Intimität

Projektmanagement: Marianne Nentwig
Lektorat: Viviane Korn und Heide Waechter
Umschlag-Gestaltung: Gesine Beran
Umschlagmotiv: © shutterstock | Andrey Myagkov
Autorenfoto: Frank Fleuchhaus
Innenteil/Satz: Wilfried Klei
Druck & Verarbeitung: Westermann Druck Zwickau

info@kamphausen.media | www.kamphausen.media

1. Auflage 2020

Bibliografische Information der Deutschen Nationalbibliothek
Die Deutsche Nationalbibliothek verzeichnet diese Publikation in der Deutschen Nationalbibliografie; detaillierte bibliografische Daten sind im Internet über http://dnb.d-nb.de abrufbar.

ISBN Printausgabe: 978-3-95883-417-0
ISBN E-Book: 978-3-95883-418-7

Dieses Buch wurde auf 100% Altpapier gedruckt und ist alterungsbeständig. Weitere Informationen hierzu finden Sie unter www.kamphausen.media

SUSANNA-SITARI RESCIO

Sinnliche Intimität

BERÜHREN UND BERÜHRT WERDEN

Mit einem Vorwort von **Ann-Marlene Henning**

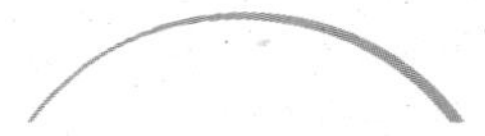

Für meine Eltern, Wilma und Aldo,
ohne deren Freigeist im Hintergrund ich dieses Buch
nicht hätte schreiben können,
und für Olivia, meine Tochter.

Vorwort

Schon immer verband ich meine geschätzte Kollegin Susanna-Sitari und ihre Arbeit mit (achtsamer) Berührung, hatte sie doch bereits lange Erfahrung in diesem Bereich, bevor auch ich, nach Jahren der nur sprechenden Therapie mit Klientinnen und Klienten, wörtlich damit in Berührung kam. Mein Interesse dafür, welche positiven Auswirkungen Berühren und Spüren haben können, gerade in der Sexualität, wuchs und besteht bis heute. So las ich besonders gerne dieses Buch von Susanna, in dem die Bedeutung und Wirkung achtsamer intimer Berührung für ein erfülltes Sexualleben das durchgehende Leitmotiv ist.

Die Autorin schreibt hier hautnah und persönlich über intime sinnliche Berührung. Mit ihren direkten Fragen holte sie mich wunderbar ab, führte mich auf sinnliche Reisen durch die komplexe Welt der Sexualität und begleitete mich dabei zu meiner ganz eigenen „Insel" der Sinnlichkeit zurück. Die Sprache ist klar, präzise und gleichzeitig sinnlich anmutend, ohne je anzüglich zu werden – sehr inspirierend!

Die realen Geschichten berührten mich, weil sie Themen und Sehnsüchte beschreiben, die alle kennen. Ich fühlte mich beim Lesen zugleich gut aufgehoben, „berührt" und kompetent begleitet.

Die Autorin liefert keine einfachen Lösungen (die es sowieso nicht gibt) und verspricht auch nicht das Blaue vom Himmel, sie bleibt realistisch und gibt Anregungen und Impulse für einen möglichen neuen Umgang mit sexuellen Problemen und/oder einfach für eine sehr erfüllende Sexualität. Übungen machen das Buch interaktiv und verspielt. Die zentrale Bedeutung von Berührung – nicht nur in der Intimität, sondern insgesamt für das körperliche und seelische Wohlbefinden des Menschen – wird fortlaufend mit aktuellen wissenschaftlichen Erkenntnissen über den Tastsinn untermauert. Alles in allem ein sehr gelungenes Buch. Also, nichts wie rein in den Spürspaß!

Ann-Marlene Henning, Sexologin
www.doch-noch.de

Einleitung

(...) Leib bin ich ganz und gar, und Nichts außerdem;
und Seele ist nur ein Wort für ein Etwas am Leibe. (...)
Sinn und Geist möchten dich überreden,
sie seien aller Dinge Ende: so eitel sind sie. (...)
Hinter deinen Gedanken und Gefühlen,
mein Bruder, steht ein mächtiger Gebieter,
ein unbekannter Weiser – der heißt Selbst.
In deinem Leibe wohnt er, dein Leib ist er.
Es ist mehr Vernunft in deinem Leibe, als in deiner besten Weisheit. (...)

Friedrich Nietzsche

Ich möchte über Berührung schreiben. Über Berührungen in der Intimität. Über solche, die unter die Haut gehen, mein Innerstes erreichen und sich wohltuend, nährend, sinnlich erregend und aufregend anfühlen. Über Berührungen, die mein ganzes Wesen erreichen: meinen Körper, meine Seele, meinen Geist. Denn Berühren und berührt zu werden ist ein Grundbedürfnis aller Menschen[1], ebenso wie Nahrung und Schlaf. Angenehme, sinnliche, intime Berührungen führen uns direkt zu einer „Insel" des Wohlgefühls, auf

1 In diesem Buch möchte ich alle Menschen unabhängig von ihrem sogenannten biologischen Geschlecht, ihrer sexuellen Orientierung und Identität ansprechen: jene, die sich in einem binären System zurechtfinden, und jene, die sich in einem heteronormativen System unwohl fühlen. Aus verschiedenen Gründen wurde die Ansprache im Text unterschiedlich gehandhabt: Mal wird nur die männliche, mal die weibliche und die männliche oder eine neutrale Form gewählt. Zwischendurch wird die Formulierung mit dem * verwendet, um alle Menschen anzusprechen, die sich anders als binär definieren. Hier und da werden die Lesenden womöglich wegen der ungewohnten Formulierung im Text stolpern, dennoch möchte ich dies in Kauf nehmen, um allen Leser*innen gerecht zu werden.

der Zuneigung, Bindung und erotische Gefühle aufblühen können. Sinnliche Berührungen, die in einem Zustand der Präsenz und der Achtsamkeit durchgeführt werden, verbinden uns mit uns selbst und vermitteln uns ein tiefes Gefühl von Ganzheit und Integrität.

Warum ist das so? Es gibt in der Haut bestimmte Fasern, die nur Reize ans Gehirn übertragen, wenn Berührungen mit einer bestimmten Qualität erlebt werden. Diese Fasern leiten die Reize zu dem Teil des Gehirns, der für die Wahrnehmung angenehmer und erotischer Gefühle zuständig ist: die Inselrinde. Berührungen mit einer anderen Qualität werden woanders hingeleitet. Und genau das Aktivieren dieses wohligen Gefühls durch das Erreichen dieser „Insel" scheint von zentraler Bedeutung zu sein: Zärtliche, achtsame, sinnliche Berührungen erzeugen Wohlsein, bilden eine emotionale Brücke zueinander und liefern den erotischen Reiz, der zum lustvollen und erfüllenden Sex in einer Partnerschaft führen kann.

Die Fähigkeit, auf Berührungen zu reagieren, entwickelt sich sehr früh im embryonalen Leben und bleibt ein Leben lang zentral für den Menschen. Der Säugling nimmt über Berührung im Mutterleib Kontakt mit der Mutter auf, noch bevor er die Augen öffnet. Fehlt diese berührende und beruhigende Gegenwart, leidet nicht nur die Psyche, auch sein Immunsystem entwickelt sich weitaus weniger stabil.

Aber warum ist und bleibt Berührung ein Leben lang so zentral? Berührung ist deshalb so bedeutsam, weil durch Berührungsreize Hormone ausgeschüttet werden, die für das Wachstum der Zellen notwendig sind. Auch erwachsene Menschen sind darauf angewiesen, genug Berührung zu bekommen, um den Körper mit den notwendigen Hormonen zu versorgen, die die unterschiedlichsten Prozesse für ein gesundes Leben steuern.

Als ich zum ersten Mal eine professionelle achtsam-sinnliche Massage bekam, war ich von der Intensität der Gefühle und Empfindungen, die diese Art der Berührung in mir auslöste, dermaßen positiv überwältigt, dass ich mich kurzerhand entschloss, diese Massageform selbst zu erlernen. Die Besonderheit der Berührung und die Atmosphäre, die dabei kreiert wurde, ließen mich auf intensivste Art und Weise mich selbst als lebendiges, unglaublich kraftvolles und sinnliches Wesen spüren. Jeder meiner Körperteile wurde wahrgenommen und berührt. Alles in mir pulsierte vor lauter Lebendigkeit und Energie. Ein Raum voller Sinnlichkeit öffnete sich vor mir.

Obwohl ich davor der Meinung war, ich würde mich schon ganz gut mit Berührung auskennen, musste ich mir nun eingestehen, dass selbst ich noch einiges in diesem Bereich zu lernen hatte. Und so machte ich mich auf den Weg und traf verschiedene Lehrende. Das war vor sehr vielen Jahren. Damals hätte ich nicht gedacht, dass ich heute die vielfältigen positiven Wirkungen intimer Berührungen in Achtsamkeit in einer wissenschaftlichen qualitativen Forschung untersuchen und darüber ein Buch schreiben würde. Damals wie heute ist jedoch immer noch mein größter Wunsch, diesen besonderen Schatz mit vielen Menschen zu teilen.

Wenn Sie sich von diesen ersten Zeilen angesprochen und vielleicht berührt fühlen, lade ich Sie ein, weiterzulesen und in das Geheimnis achtsamer sinnlicher Berührung einzutauchen. Der Weg zur eigenen „Insel" ist vielleicht versteckt und es fühlt sich an, als sei er abhandengekommen, er lässt sich aber bestimmt wieder frei machen und wiederentdecken. In diesem Buch finden Sie außerdem weitere spannende und sinnliche Gründe, weshalb es sich lohnen könnte, diese Form sinnlicher Kommunikation zu erlernen.

Gleich zu Anfang werde ich Ihnen Sarah, Marion und Anton vorstellen und von der Sehnsucht dieser drei Menschen nach ihrer persönlichen „Insel" sinnlichen Wohlseins erzählen. Sie werden ihre Beweggründe, sich der Erfahrung achtsamer sinnlicher Berührung zu nähern, erfahren und von ihrem Lösungsweg lesen. Auf diese Art werde ich die achtsame sinnliche Berührung beschreiben und erläutern, wie sie einen positiven Einfluss auf das komplexe Phänomen menschlicher Sexualität haben kann. Gemeinsam tauchen wir in die Physiologie der Berührung ein, um die tiefe Bedeutung des Tastsinnes für das menschliche Leben im Allgemeinen sowie für unser Bindungserleben und -verhalten im Besonderen verstehen zu können. Dabei laden praktische Anleitungen und Fragen zum sinnlichen Mitmachen und zur Selbstreflexion ein.

Viel Spaß beim Lesen, beim Erkennen, beim Nachdenken und - warum nicht - vielleicht auch beim Probieren und Verändern!

Kapitel 1: Die Insel der Lust

Auf der Insel der Lust
Sinnlich sein ... duftend, köstlich, samtig.
Riechend, schmeckend, fühlend, Körper sein.
Den Kopf loslassen.
Der Weisheit des Körpers vertrauen. Im Fluss sein, hier, jetzt.
Zarte Lust und wilde Leidenschaft. Ohne Ziel, ohne Ende.
Die Welle reitend.
Bei sich sein, den anderen wahrnehmend,
die Grenzen überwinden, verschmelzen.
Sich eins fühlen, mit sich,
mit dem anderen, mit dem Leben.

Susanna-Sitari Rescio

Die Insel der Lust ist ein geheimnisvoller Ort voller Verheißungen und Versprechen. Ein Ort der Erfüllung unserer intimsten Sehnsüchte. Ein erblühender Raum voller duftender Blüten und köstlicher Früchte. Sie ist nicht immer sichtbar und fühlbar, doch wir wissen, dass es sie gibt. Tief in uns ahnen wir, dass diese Insel auf uns wartet, dass das der Ort ist, an dem wir uns zu Hause fühlen werden. Manchmal fühlt es sich wie eine Schatzsuche ohne Schatzkarte an. Dann verlieren wir die Hoffnung, unsere Insel zu finden, und zweifeln an ihrer Existenz.

Diese sinnliche Insel ist jedoch nicht weit weg. Sie ist immer da, tief verankert in unserem Körper. Diese Insel sind wir jedes Mal, wenn wir uns erlauben, lebendig zu sein, in vollen Zügen zu atmen, zu fühlen, zu lachen. Wenn wir unserem Körper Raum geben, sich zu bewegen, zu tanzen, Liebe zu machen. Wenn wir Vertrauen in uns haben, wenn wir Nähe zulassen können, wenn wir unseren Körper zeigen und stolz darauf sind, eine solch prächtige, sinnliche und lustvolle Insel zu sein.

Wir sind auf dieser Insel, wenn wir uns unseren Sinnen hingeben, immer wieder, jeden Tag, in jeder erdenklichen und unscheinbaren Situation. Ob wir eine Blume riechen, das warme Wasser auf dem Körper genießen, eine köstliche Frucht schmecken oder in den blauen Himmel schauen und dabei die sanfte Luft auf der Haut spüren, tief atmen und das zarte rauschhafte Schaudern in uns wahrnehmen. Ein stiller, intimer Rausch weitet sich dann aus, als würden alle Körperzellen aufgehen und sich mit dem ganzen Universum tanzend vereinigen. Plötzlich ist der Raum um uns herum kein leerer Raum mehr, sondern ein lebendiges Wesen und wir sind ein Teil davon. Ein leichter, schwungvoller Tanz, ganz fein und subtil, ergreift uns. Unser Kopf ist machtlos und kann nur zuschauen, was in unserem Körper passiert. Und auf einmal tritt ein Grundlustgefühl, eine ganz tiefe Stille und Zu-Frieden-Sein ein. Wir haben unsere Insel gefunden, wir sind diese Insel.

Wenn Sie gerade angefangen haben, dieses Buch zu lesen, sind Sie vielleicht auch auf der Suche nach Ihrer Insel der Lust. Vielleicht haben Sie sich verirrt und Ihre Schatzkarte verlegt, haben den Kontakt zu Ihrem Körper verloren und denken, dass das doch nicht schon alles gewesen sein kann! Dann folgen Sie mir. Ich begleite Sie gerne ein Stück des Weges zurück zu Ihrem Körper, zurück zu Ihrer Insel.

Unerfüllte Sehnsucht

Immer wieder wird mir ich die Frage gestellt: „Was für Menschen kommen zu dir in die Praxis, welche Themen haben sie?“ Darauf antworte ich meist etwas erstaunt, aber auch amüsiert, weil für mich das Sprechen über Sexualität und die Suche nach mehr Sinnlichkeit und Erfüllung inzwischen so normal wie Zahnpflege geworden ist. Ich sage dann, es kommen Menschen wie du und ich, die irgendwann in ihrem Leben eine unerfüllte Sehnsucht verspüren, Fragen in Bezug auf ihre Sexualität haben. Fragen, die sie nicht allein beantworten können, Themen, worüber sie in einem geschützten Raum sprechen möchten, Probleme, wozu sie durch Reflexion und Anregungen womöglich auch eine Lösung finden können. Es sind Menschen, die bei der Suche nach ihrer Insel der Lust den Weg verloren haben.

Eins der häufigsten Themen ist sicherlich die schwindende Lust auf Sex in einer langjährigen Beziehung. Diese Tatsache beruht oft auf weiteren, darunterliegenden, ungeklärten Problemen und sexuellen Schwierigkeiten, wie die sogenannten Störungen der sexuellen Funktionalität. Das sind meist Probleme mit dem Erreichen des Orgasmus und Schmerzen beim Sex für die Frau oder mit der Erektion für den Mann, die entweder wegbleibt oder zu schnell verschwindet. Neben diesen klar umschriebenen Problemen finden sich oft weitere, die zunächst etwas diffuser und weniger greifbar sind, zum Beispiel das Problem, dass beim Sex wenig Erfüllung erlebt wird, dass man sich dabei zu sehr anstrengt, kaum Lustgefühle empfindet oder in der sexuellen Intimität wenig Kontakt verspürt. Andere erzählen von ihrem Wunsch, trotz Beziehung sexuelle Erfahrungen mit anderen Menschen zu machen oder bestimmte sexuelle Praktiken und Vorlieben auszuleben.

Sehr oft höre ich aber auch, dass die Art und Weise, wie man sich in der sexuellen Intimität berührt fühlt, nicht wirklich erotisch und sinnlich, nicht sexy genug ist, um Nähe und Intimität entstehen zu lassen und Lust auf mehr auszulösen.

All diese Themen lassen die eigene Insel der Lust im Nebel verblassen, den Glauben an ihre Existenz zunehmend schwinden.

Ist es Ihnen, liebe Lesende, auch schon mal passiert, dass Sie in einer intimen Situation nicht „richtig" funktioniert oder sich nicht wohl gefühlt haben, weil die Art, wie Sie berührt wurden, nicht angenehm, nicht erotisch und sinnlich genug war? Dass Sie vielleicht lieber auf das Vorspiel verzichtet haben, weil es, statt Sie anzuregen, eher das Gegenteil bewirkt hat und Sie irgendwann gar keine Lust mehr hatten? Darüber beschweren sich tatsächlich einige meiner Klienten, Männer wie Frauen. Und oft sind sie, wenn sie zu mir kommen, auch am Ende ihrer Möglichkeiten angelangt. Sie sagen dann, sie hätten zwar versucht, ihrem Partner oder ihrer Partnerin zu erklären, wie sie es sich wünschen, das hätte aber nicht wirklich geholfen. Bleibt das Unwohlsein bei den intimen Berührungen aber unausgesprochen oder ungeklärt, gehen viele Möglichkeiten, das eigene sinnliche, erotische und sexuelle Potenzial zu genießen, verloren.

Sarah, Marion und Anton sind drei reale Menschen, die genau aus diesen Gründen zu mir kamen. Sie hatten Fragen, ungeklärte Themen und vor allem eine tiefe Sehnsucht nach ihrer Insel der Lust. Sie spürten, dass ihr intimes Leben für sie nicht oder nicht mehr befriedigend und erfüllend war. Sie fragten sich, ob dass, was sie lebten, alles war, was sie aus ihrem Potenzial herausholen konnten. Mit dieser Frage bzw. diesem Wunsch, dieser Sehnsucht kommen die meisten Menschen zu einer Sexualberatung. Und oft spüren sie bereits beim Erzählen Erleichterung und Entlastung. Manchmal reicht eine Erklärung, eine Ermutigung oder sogar einfach nur die Erlaubnis, so sein zu dürfen, wie man ist.

Haben Sie sich zum Beispiel auch schon mal gefragt, ob Sie sexuell gesehen „normal" sind? Oder haben Sie diese Frage vielleicht schon einmal in Bezug auf Ihren Partner oder Ihre Partnerin gehabt? Diese Frage ist tatsächlich nicht selten. In meiner Praxis höre ich sie immer wieder: „Bin ich normal, wenn ich dieses oder jenes fühle, tue, fantasiere?" – „Ja", sage ich, und ich bin fest davon überzeugt, weil es in der Sexualität keine wirkliche Norm gibt und das Spektrum der Variationen extrem breit ist.[2] Jeder Mensch ist eine eigene sinnliche Insel voller seltsamer prachtvoller Blüten. Je mehr ich mich selbst

2 Selbstverständlich ist hier immer die Rede von einvernehmlichen sexuellen Handlungen zwischen Menschen, die in der Lage sind, Verantwortung für sich zu übernehmen.

mit diesem Thema beschäftige, desto größer wird mein Staunen über die Vielfalt an erotischen, sinnlichen und sexuellen Möglichkeiten, Nuancen und Facetten, die Menschen für sich entdecken und ausleben. Problematisch ist nicht das Thema der Normalität an sich, denn wir alle sind auf unsere Art normal. Es wird nur schwierig, wenn sich die Wünsche, Vorstellungen und Sehnsüchte der Beteiligten nicht auf einen gemeinsamen Nenner bringen lassen.

Spannend und erstrebenswert ist es zunächst, wenn die Einzelnen ihren persönlichen Weg in die Welt der Sexualität finden, für sich das Beste aus den eigenen Möglichkeiten machen und die eigene „sexuelle Insel" zum Erblühen bringen. Ich freue mich, wenn ich meine Klient*innen darin unterstützen kann, das eigene sexuelle Potenzial zu entdecken, die individuellen Ausprägungen und Vorlieben beim Sex zu ergründen und schließlich auch deren Bedeutung und Stellenwert auszumachen und dazu stehen zu können. All diese Aspekte sind die Blüten und Früchte der eigenen sexuellen Insel, die unsere Persönlichkeit widerspiegelt und die man selbst zum Wachsen und Gedeihen anregen kann.

Mit dieser inneren Haltung begegne ich den Menschen, die zu mir in die Praxis kommen, und lasse mich von jedem individuellen Weg in die komplexe Welt menschlicher Sexualität immer wieder aufs Neue überraschen.

Haben wir unsere eigene Insel entdeckt, auf der es so vieles zu bewundern gibt, können wir unser Gegenüber einladen. Wir können auch von dort aus eine Brücke zu der Insel der Partnerin oder des Partners schlagen. Manchmal - um bei der Metapher zu bleiben - lässt sich auch eine neue, gemeinsame Insel entdecken, auf der aus den unterschiedlichen Vorstellungen und Wünschen etwas Neues entstehen kann. Auf dieser gemeinsamen Insel kann womöglich nicht alles wachsen, was man gerne hätte. Nicht alle Bedürfnisse können hier erfüllt, nicht alle Fantasien und Vorlieben ausgelebt werden. Auch die Liebe vermag nicht alle sexuellen Wünsche zu ermöglichen und Bedürfnisse zu erfüllen, weil Liebe und Sex nach verschiedenen Spielregeln funktionieren, und die Tatsache, dass man sich liebt, reicht leider manchmal nicht aus, um sexuelle Probleme zu lösen. Hier und da lässt man vielleicht dem oder der anderen den Vorrang und spielt einfach als sinnliche Liebesdienerin oder sinnlicher Liebesdiener, wie ich das gerne nenne, mit, um kein Spielverderber zu sein. Später ist man dann selbst wieder an der Reihe und lebt die eigene erotische Vorstellung und Vorliebe aus. Und manchmal geht es doch zusammen und der Fluss der Lust fließt, mal zart, mal wild, auf der gemeinsamen Insel.

Die Feststellung, dass auf der neu wachsenden gemeinsamen Insel nicht alles möglich ist, kann zunächst entmutigend und enttäuschend wirken. Dennoch können viele Menschen oft erst dann, wenn sie diese Tatsache angenommen haben, die gemeinsame Sexualität entspannter und lustvoller leben, die Blüten und Früchte wertschätzen und genießen, die sie gemeinsam ausgesucht haben. Sie können dann das ausleben, was gerade zwischen ihnen möglich ist, und damit zufriedener sein. Sex muss nicht perfekt sein. Ausreichend gut ist oft gut genug!

Drei Geschichten

Trotz der großen Individualität und Besonderheit der jeweiligen Probleme lässt sich manchmal ein gemeinsamer Nenner finden, lassen sich wiederkehrende Muster entdecken. Darum werde ich hier drei Geschichten erzählen, die paradigmatisch sind und die Sie als Lesende durch dieses Buch begleiten werden.

Sarah, Marion und Anton hatten ganz unterschiedliche Beweggründe, die sie zu mir geführt haben. Sie hatten auch zunächst kein genaues Ziel, wohin die Reise gehen soll. Sie hatten einfach festgestellt, dass etwas in ihrem intimen Leben nicht so gut war, dass sie unzufrieden waren, dass etwas fehlte. Deshalb haben sie sich auf die Suche gemacht und auf diesem Weg ihre Antworten gefunden.

Diese Antworten sind oft nicht linear, das heißt, sie beantworten nicht unbedingt eine davor gestellte Frage. Es sind manchmal einfach Erkenntnisse, persönliche Errungenschaften, Aha-Erlebnisse.

Die Beschreibung dieser Momente erfolgte im Laufe verschiedener Interviews, die für eine qualitative Forschung durchgeführt wurden. Aufgrund des Datenschutzes wurden die persönlichen Daten stark anonymisiert, ohne den wesentlichen Inhalt der Interviews zu verändern. Ich habe speziell diese drei Geschichten ausgewählt, weil sie Erfahrungen, Wahrnehmungen und Erkenntnisse enthalten, die meines Erachtens auf viele Menschen zutreffen und deshalb für sie interessant und motivierend sein könnten. Diese Geschichten gewähren einen Einblick in das Leben dreier Personen und ihre individuelle Suche nach sexueller Befriedigung und Erfüllung. Sie schildern ihre sexuelle Entwicklung durch eine besondere Erfahrung, nämlich durch das Selbsterfahren, Lernen und Praktizieren achtsamer sinnlicher Berührung. Diese Berührungsform ist einer der Hauptwege, der zur Entdeckung der eigenen Insel der Lust mit ihren sinnlichen Verheißungen führen kann.

Mir ist bewusst, dass diese Geschichten nicht immer zum eigenen Leben passen und dass Sie sich als Lesende vielleicht doch nicht immer wiederfinden werden, und dennoch bin ich überzeugt, dass der Entwicklungsprozess, die Erlebnisse und die Erkenntnisse dieser Menschen für viele ermutigend und inspirierend sein können.

Kurze Erklärungen ergänzen die Geschichten. Sie beziehen sich auf die jeweiligen Grundthemen. Es handelt sich immer um knapp gefasste Hypothesen, die aus der Praxiserfahrung stammen und mögliche Ursachen für die beschriebenen Probleme darstellen.

Ein sexuelles Problem hat tatsächlich selten eine einzige Ursache und darum ist es sinnvoll zu schauen, welche die möglichen Faktoren sein könnten, die dieses Problem mitverursacht haben. Dabei stoßen wir auf Themen und Tatsachen, die sich nicht einfach wegreden lassen. Mit diesen müssen wir lernen umzugehen, wir müssen lernen, sie entweder weitgehend zu akzeptieren oder entsprechende Entscheidungen zu treffen. Andere lassen sich wiederum durch spezifische Anregungen und mit etwas Einsatz so weit klären, dass sie ihre negative Wirkung zunehmend verlieren.

In diesem Buch finden Sie Themen und Fragen, die Sarah, Marion und Anton durch die Praxis der Achtsamkeit in der sinnlichen Berührung für sich klären konnten, während sie dabei neue bis dahin unbekannte intime Räume entdeckten. Alle drei werden uns durch die weiteren Kapitel begleiten und uns mit ihren Worten hautnah spüren lassen, wie sich Veränderung im sexuellen Erleben anfühlen kann.

Am Schluss finden Sie noch einige allgemeine Anregungen, die Sie als Leser*in - sollte das Thema auf Sie zutreffen - als Angebot für die eigene Reflexion annehmen können.[3]

Ich lade Sie nun herzlich ein, mitzukommen auf eine sinnliche Reise, bei der Sie Ihre eigene Insel der Lust (wieder-)entdecken und bewundern können. Vielleicht werden Sie dabei inspiriert, hier und da eine neue Blüte zu betrachten oder eine für Sie noch fremde Frucht zu kosten. Kommen Sie mit?

Sarah

Sarah ist eine junge Frau Ende zwanzig, Mutter einer 2-jährigen Tochter. Sie hat Anthropologie studiert und schreibt gerade an ihrer Doktorarbeit. Sie wirkt offen, quirlig und neugierig, aber auch ein wenig bedrückt. Sarah beschreibt ihre sexuelle Orientierung als bisexuell. Sie lebt in einer polyamourösen Beziehung mit dem Vater ihres Kindes. Mit einer Studienkollegin trifft sie sich ab und zu. Sie hat bis zur Geburt ihrer Tochter ein bewegtes Beziehungsleben geführt und hat bereits verschiedene sexuelle Erfahrungen gemacht. Insgesamt ist sie bis vor Kurzem mit ihrem Sexleben recht zufrieden gewesen.

Sarah kommt zu mir, weil sie sich nach der Geburt des Kindes in ihrer Sexualität nicht mehr zurechtfindet und wohlfühlt. „Ich wollte wieder mehr in meinen Körper kommen“, erzählt sie mir in der ersten Stunde. Sie hatte den Weg zu ihrer sinnlichen Insel verloren.

---

3 Die Anregungen in diesem Buch können nicht spezifisch sein. Darum empfiehlt es sich, sollte das eigene Problem ungelöst bleiben, rechtzeitig einen Termin in einer sexualtherapeutischen Praxis zu buchen.

Marion

Marion ist Anfang fünfzig. Sie arbeitet als Angestellte in einem kleinen Unternehmen und hat bis vor Kurzem mit ihrem Partner auf dem Land gelebt. Nach fünfzehn Jahren Ehe haben sich die beiden getrennt. Ihr Mann hat eine jüngere Frau kennengelernt und da er sich schon immer Kinder gewünscht hat, will er sich mir ihr diesen Wunsch erfüllen. Marion hätte auch Kinder gewollt, als sie aber für die Familienplanung so weit gewesen wären, hat es nicht mehr geklappt.
Sie leidet sehr unter der Trennung. Gemeinsam reflektieren wir über die Gründe, die dazu geführt haben könnten. Das Thema Sexualität scheint eine wesentliche Rolle dabei gespielt zu haben. Noch bevor ihr Mann seine neue Partnerin kennenlernte, sei es deswegen häufig zu Konflikten gekommen, erzählt Marion. Der Grund war, dass sie nicht mehr so viel Lust hatte und dass sie sich immer weniger dazu motivieren konnte, sexuell aktiv zu sein, auch wenn ihr Partner die Initiative ergriff. Sie hatte auch immer schon Schwierigkeiten gehabt, beim Geschlechtsverkehr zum Höhepunkt zu kommen. Das hat auf Dauer beide frustriert. Darum entscheidet sie sich, etwas zu verändern. Sie will endlich versuchen, zu entdecken, wovon sie oft gehört und gelesen hat, die Sehnsucht danach lässt sie ihre Scheu überwinden. Sie möchte neue Wege auf ihrer Insel ausprobieren.

Anton

Anton ist Ende dreißig. Er ist Art Director in einer Werbeagentur und ist es gewohnt, alles immer schnell zu erledigen. Er sieht gepflegt und sportlich aus und wirkt sympathisch und zuvorkommend. Er ist seit fast zwanzig Jahren mit seiner Jugendliebe verheiratet. Sie ist auch seine erste Sexualpartnerin gewesen. Davor gab es für ihn nur sporadische Begegnungen, bei denen er sich nicht getraut hat, sexuell aktiv zu werden. Sie haben eine Tochter, die gerade ausgezogen ist. Seine Frau hatte vor der Ehe einige sexuelle Begegnungen mit anderen Männern und wirft ihrem Mann vor, unerfahren zu sein. Sie behauptet, er sei kein guter Liebhaber. Sie begründet dies mit ihren Erfahrungen vor der Ehe und vergleicht ihren Partner mit ihren Ehemaligen.

Er kommt zu mir, weil er in Bezug auf seine Beziehung ziemlich verzweifelt ist. Seine Partnerin verweigert sich ihm inzwischen komplett und die beiden haben schon länger keinen Sex mehr miteinander. Anton erzählt mir etwas verschämt und verunsichert, dass er schon immer das Problem hatte, zu früh zu kommen. Auch er scheint seine sinnliche Insel nicht wirklich zu bewohnen. Die Lust ist zwar da, aber es ist nur ein kurzes Aufflackern und dann verschwindet sie wieder im Nebel von Schamgefühlen und Frustration.

Auf eine Reise gehen

Sarah, Marion und Anton haben ihre Insel aus der Sicht verloren. Vielleicht haben sie sie auch erst nur zum Teil kennengelernt und bewohnt. Sie sind immer die gewohnten Pfade gegangen und haben sich damit begnügt, die ihnen bekannten Blumen zu bewundern. Andere Wege waren für sie nicht sichtbar oder erschienen ihnen zu gefährlich und fremd. Vielleicht ist es aber auch mal zu stürmisch auf der Insel gewesen und dabei sind Wunden entstanden, die sie nun vorsichtiger machen und den Weg zur vollen Lust versperren.

Wenn Menschen zu mir kommen, höre ich mir zunächst die Geschichte an, die sie zu mir bringt. Alle wünschen sich, den Weg zu ihrer Insel zu entdecken oder wiederzufinden. Darum lade ich sie ein, mit mir auf eine Reise zu gehen. Weil diese Reise durch unbekannte Gewässer führen kann, nehme ich sie gerne bildlich an die Hand und führe sie hindurch. Sobald die Insel in Sicht ist, drehen wir eine Runde und schauen uns aus der Ferne die wunderschöne Vegetation an, die auf der Insel wächst und die nährend und zutiefst erfüllend sein kann. Einige Früchte werden bereits reif sein. Andere werden etwas Zuwendung und Pflege benötigen. Für das, was sie uns versprechen, wird sich jedoch die Mühe lohnen, sich ihnen zu widmen.

Einmal angekommen werden sie lernen, sich auf der eigenen Insel der Lust wohl, aufgehoben und vor allem sicher zu fühlen. Sie werden die eigene Lust in all ihren Facetten kennenlernen, diese wachsen lassen und sie zeigen können, und Bilder und Gedanken, die sie daran hindern, hinter sich lassen. Den Gästen, die sie auf ihrer Insel besuchen werden, werden sie großzügig ihre Kostbarkeiten anbieten und die Kommunikation mit ihnen wird im Fluss der Sinne stattfinden.

Keine Lust nach der Geburt eines Kindes: Ich habe Schmerzen

Als Sarah zu mir in die Praxis kommt, erklärt sie mir, dass sie durch die Geburt der Tochter Probleme bekommen habe. Sie habe einen Dammriss gehabt und dieser sei nicht gut verheilt. Seitdem verkrampfe sie jedes Mal, wenn sie versuche, mit ihrem Partner Geschlechtsverkehr zu haben. „Damals ging es los, ich habe mich auf einmal quasi durchtrennt gefühlt. Ich habe zwischen meinem Genital, Herz und Kopf, keine Verbindung mehr gespürt. Für mich war die Geburt damals wie ein traumatisches Erlebnis, mit dem ich zu kämpfen hatte. Ich bin auch depressiv geworden dadurch." Sarah erzählt mir weiter, dass sie nach einem Weg gesucht habe, aus ihrer Depression und sexuellen Unlust herauszukommen. Bei der Lösungssuche im Internet stieß sie auf den Begriff Yoni-Heilmassage. Sie wusste nicht genau, was dahintersteckt, aber irgendwie war ihre Neugierde geweckt. Sie fing an, im Internet zu recherchieren und alles zu lesen, was sie über dieses Thema finden konnte.

Frauen wie Sarah kommen oft in die sexologische Praxis. Sexuelle Unlust nach der Geburt eines Kindes ist keine Seltenheit. Dafür gibt es sicherlich verschiedene Gründe. Die neuen Aufgaben und die damit verbundene Überforderung, der Wechsel von der Zweisamkeit in die Dreisamkeit, die neue Rolle als Mutter bei oft gleichzeitiger Fortführung des beruflichen Alltags mit den dazugehörenden Widersprüchen dieser doppelten Belastung gehören sicherlich zu den häufigsten Gründen für sexuelle Unlust nach der Geburt eines Kindes.

Die individuelle Bedeutung von Sexualität spielt dabei eine wesentliche Rolle: Was verbinden wir mit Sex? Welche Bedürfnisse wollen wir dadurch befriedigen? Schlicht und ergreifend: Warum möchten wir Sex haben? Diese Frage scheint zunächst banal zu sein. Jedoch liefert ihre Beantwortung aufschlussreiche Elemente, um die tieferen Gründe zu verstehen, weshalb „plötzlich" keine Lust mehr da ist.

Wahrscheinlich ist für viele Frauen der Sinn von Sexualität hauptsächlich mit ihrer Fortpflanzung gekoppelt, sodass Sexualität, wenn die Familienplanung beendet ist, die Priorität in ihrem Leben verliert und andere Aspekte wichtiger werden. Oder aber der Sex diente hauptsächlich als Befriedigung emotionaler Bedürfnisse von Nähe und Bindung, die nach der Schwangerschaft nun vom eigenen Kind durch die intensive Nähe mehr als genug erfüllt werden. Vielleicht war der Sex vor der Schwangerschaft auf der körperlichen Ebene auch nicht wirklich befriedigend und insgesamt nicht besonders erfüllend, wurde aber damals so in Kauf genommen, weil er eine Funktion erfüllte, und zwar jene, schwanger zu werden. Nach der Geburt des Kindes und den damit verbundenen Veränderungen sind aber sowohl das Interesse als auch die Ressourcen dafür nicht mehr vorhanden. Wenn dann auch noch ungelöste Beziehungskonflikte hinzukommen, wird die Geburt des Kindes der letzte Tropfen sein, der das Fass zum Überlaufen bringt.

Was jedoch mit dem Körper einer Frau bei der Geburt genau passiert, wird häufig einfach ignoriert und als selbstverständliches Opfer hingenommen, worüber es sich eben nicht zu reden gebührt. Diese Tabuisierung führt zum Schweigen und das Schweigen führt zu keiner Lösung. Wie Sarah sind immer wieder Frauen zu mir gekommen, die ähnliche Geschichten erzählten, zwar nicht sofort, aber irgendwann, wenn sie ein wenig Mut und das Vertrauen gefasst hatten, dass ich sie deswegen nicht verurteile, dass sie nicht mehr stillschweigend versuchen, damit klarzukommen, was mit ihrem Körper passiert ist oder ihm angetan wurde. Dazu gehören auch andere chirurgische

Eingriffe, die mit dem Urogenitalapparat zu tun haben. Eine meiner ersten Klientinnen hatte eine Laserbehandlung an der Vulva bekommen. Seitdem hatte sie keine Verbindung mehr zu ihrem Genital und litt an sexueller Unlust und zunehmend unter den Konflikten in ihrer Beziehung, weil sie sich sexuell immer mehr zurückgezogen hatte. Die Unversehrtheit der eigenen Vulva und Vagina kann durch die Geburt eines Kindes, durch die dabei notwendigen Eingriffe oder durch eine urogenitale Erkrankung wie eine wiederkehrende Blasenentzündung oder andere Infektionen abhandenkommen. Damit geht auch ein Stück Selbstverständlichkeit verloren, die den Zugang zum Sex leicht und unkompliziert machen würde.

Es entsteht eine Schmerzspirale: Bei jedem neuen Versuch einzudringen, schützt sich der Körper durch Verkrampfung davor, was zu noch mehr Schmerz führt. Diese Spirale zu durchbrechen und das eigene Genital als einen Ort lustvoller Momente zu erleben, ist die wichtigste Aufgabe in der Sexualtherapie. Zu diesem Zweck kann die heilende Wirkung achtsamer sinnlicher Massagen eingesetzt werden. Dadurch konnte bspw. Sarah – wie andere Frauen auch – einen neuen Bezug zu ihrem Körper und vor allem zu ihrem Genital herstellen und die traumatische Erfahrung heilen. Der Weg zur Lustinsel ist für Sarah wieder frei (vgl. auch Anhang).

Ich kann nicht kommen

Im Laufe der Gespräche mit Marion kommen verschiedene Themen auf, die mit ihren Schwierigkeiten, einen Orgasmus zu bekommen, verbunden sind und ihre Unlust verursacht haben konnten. Auch in ihrem Fall spielen verschiedene Ursachen eine Rolle. Neben der Tatsache, dass es in langjährigen Beziehungen nichts Ungewöhnliches ist, dass das Begehren nachlässt und ungelöste Konflikte in der Partnerschaft oft im Schlafzimmer in Form von Lustlosigkeit oder anderen sexuellen Symptomen ausgetragen werden, wird relativ bald deutlich, dass Marions Unlust wesentlich von der Tatsache beeinflusst wird, dass sie noch nie einen vaginalen Orgasmus erlebt hat und eigentlich nur mit einem Vibrator in der Selbstbefriedigung zum Höhepunkt kommen kann. Diese Tatsachen führen irgendwann auf beiden Seiten zur Frustration: Ihr Partner fühlt sich in seiner Männlichkeit und Genitalität nicht wirklich angenommen, während Marion sich auf Dauer nicht mehr so motivieren und auch keine Lust auf Geschlechtsverkehr entwickeln kann, weil er ihr noch nie wirklich Spaß gemacht hat und mit der Zeit zu einer Art „Pflichtveranstaltung" geworden ist.

Marion hatte sich vor unserem Termin bereits ausführlich erkundigt, sie hatte über diese Thematik viel gelesen und nickt mir zu, als ich ihr davon erzähle, dass sie womöglich einen Erregungsmodus hat, der ihr nicht ermöglicht, beim Geschlechtsverkehr zum Höhepunkt zu kommen. Das hatte sie tatsächlich bereits für sich festgestellt und sie hatte auch allein versucht, etwas zu verändern, indem sie angefangen hatte, sich anders zu berühren. Das Ergebnis war jedoch eher frustrierend gewesen und darum griff sie dann doch immer wieder zum Vibrator, weil das schon immer gut funktioniert hatte (vgl. auch Anhang).

Die Idee mit der Massage kommt ihr im Laufe der Zeit, nachdem ich ihr von den Gruppen erzählt habe, in denen Körperarbeit angeboten wird und achtsame sinnliche Berührung erfahren, erlernt und praktiziert werden kann. Nachdem sie einige Einzelsessions erlebt und davon profitiert hat, entschließt sie sich, an den Selbsterfahrungsgruppen teilzunehmen, die regelmäßig stattfinden und das Erlernen und Praktizieren achtsamer sinnlicher Berührung als Schwerpunkt haben.

So wie Marion kommen viele Frauen in meine Praxis, die in ihrem Leben entweder noch gar keinen Orgasmus – weder allein noch mit Partner*innen – erlebt haben oder ihn nur begrenzt erleben können, vor allem können sie es nicht beim und durch den Geschlechtsverkehr selbst. Das führt meist früher oder später zur Frustration beim Sex und zum Rückzug bei jeglicher sexueller Annäherung. Gerade der Geschlechtsverkehr zwischen Mann und Frau kann für die Frau – aber auch für den Mann – frustrierend sein, wenn es dabei nie zum

Genuss und zum Orgasmus kommt. Auch wenn es für den Mann oft leichter ist, an den eigenen Genuss zu denken und die eigene Erregung im Fokus zu behalten, wird das Thema doch oft Quelle von Konflikten, wenn der Geschlechtsakt selbst auf Dauer für die Partnerin nicht wirklich befriedigend ist.

Marion macht sich auf den Weg, ihre Lust- und Orgasmusfähigkeit zu erweitern. Sie hat sich dabei auf verschiedenen Ebenen mit ihrer Problematik auseinandergesetzt. Sie hat ihre eigene Geschichte hinterfragt und dabei einige Glaubenssätze entdeckt, die sie daran hinderten, eine lustvolle Frau zu sein. Überzeugungen, die sie dazu brachten, ihre Lust zu kontrollieren, selbst steuern zu wollen, und die sie daran hinderten, sich ihrem Partner komplett hinzugeben.

Das Bedürfnis, die Kontrolle zu behalten, hat tiefe Wurzeln. Die Angst vor Kontrollverlust, einer der Hauptgründe für die Orgasmusproblematik, kann in der eigenen Kindheit ihren Ursprung haben. Auch Unsicherheit in der aktuellen Beziehung, wenn diese nicht die erwünschte emotionale Basis bietet oder es tiefgründige, ungeklärte Konflikte gibt, kann ein Hindernis auf dem Weg zum Orgasmus sein. Es kommt immer wieder vor, dass eine Frau zu mir kommt, weil sie endlich „orgasmusfähig" werden möchte, und mir dann von ihrem unsteten Beziehungsleben erzählt, worunter sie sehr leidet: Der*die Partner*in lässt sich nicht ganz auf die Beziehung ein, es gibt/gab schwerwiegende Vertrauensbrüche in der Beziehung, es bestehen Zweifel an der Partnerschaft selbst und andere ähnliche Gründe. In solchen Fällen ist es mühsam, sich mit der Orgasmusproblematik zu beschäftigen, weil die anderen Themen so vordergründig sind. Zunächst sollten tatsächlich diese Fragen geklärt werden. Bleiben sie ungeklärt, stellen sie ein großes Hindernis für die Hingabe und das Loslassen dar. Manchmal ist es auch die Frau selbst, die sich nicht wirklich auf die Beziehung einlassen kann oder möchte. Statt es sich selbst - und dem*der Partner*in - einzugestehen, wird der Weg über den Körper als nonverbale Kommunikation gesucht. Der Körper, der sich nicht hingibt, spricht in diesem Fall für die Seele, die nicht ganz bereit ist, sich zu öffnen.

Bei einer solchen Beziehungsdynamik würde ich so weit gehen und behaupten, dass der fehlende Orgasmus eine positiv einzuschätzende Schutzreaktion auf eine emotional unbefriedigende Situation sein kann, die zunächst von der Betroffenen angeschaut werden sollte.

Häufig ist das sexuelle Problem – in diesem Fall der fehlende Orgasmus – ein unbewusstes Mittel, um die Nähe zum Partner oder zur Partnerin so zu gestalten, dass sie erträglich ist: entweder, weil die Beziehung emotional nicht ausreichend gefestigt ist, oder weil Nähe aus tief verwurzelten eigenen Konflikten heraus als ambivalent und mitunter sogar als gefährlich erlebt wird. Denn Befriedigung und Erfüllung beim Sex gehen mit viel Nähe, Offenheit und Intimität einher. Es kann nicht das eine ohne das andere geben.

Nach einigen Sitzungen zur Klärung ihrer Beziehungssituation kommen wir zum Thema Berührung. Marion ist sehr neugierig, auch wenn sie aufgrund ihres Hintergrunds etwas misstrauisch gegenüber „esoterischen“ Ansätzen ist. Sie beschreibt sich als feministische Intellektuelle und findet zunächst einiges – die Anleitungen zur Meditation und die Atemübungen – ziemlich fremd und seltsam. Dennoch entscheidet sie sich, an einer Gruppe teilzunehmen, in der achtsame sinnliche Berührung als zentrales Element praktiziert wird. Im Laufe der Zeit kommt sie auf die Idee, eine Einzelsitzung zu buchen. Auf diese folgen andere. Und irgendwann kann sie dabei zum ersten Mal die Erfahrung machen, durch vaginale Stimulation zum Höhepunkt zu kommen. Das ist für sie ein sehr besonderer Moment, der sie motiviert, auf diesem Weg zu bleiben und ihre Erfahrung zu vertiefen und zu verankern.

So wie Marion geht es vielen Frauen, die ihre Inselschätze noch nicht vollständig entdeckt haben. Neugierig und experimentierfreudig zu bleiben kann für unerwartete Entdeckungen sorgen.

Er steht nicht. Ich komme zu früh

Die Vorwürfe seiner Frau verunsichern Anton außerordentlich. Er glaubt tatsächlich, was sie ihm erzählt, nämlich, dass er kein guter Liebhaber sei und er sowieso seine Erektion nicht lang genug halten könne. Das hat im Laufe ihrer Beziehung dazu geführt, dass sie immer weniger Sex miteinander hatten und dass seine Problematik – Erektionsstörungen und zu früh kommen – immer schlimmer wurde. Als er zu mir kommt, habe ich den Eindruck eines in sich zusammengesunkenen Mannes, der stark verunsichert ist und trotz seines beruflichen Erfolgs und seiner sonstigen Freizeitbeschäftigungen – er läuft Marathon und ist Hobby-Schauspieler – nicht wirklich in seiner vollen Kraft und in seinem Körper zu Hause ist.

Wir haben intensiv an der Stärkung seiner sexuellen Selbstsicherheit und an der Gestaltung seiner Erregung gearbeitet. Das hat zunächst gut funktioniert und Anton ist von den Übungen begeistert, die ihm erlauben, auch in der Selbstbefriedigung mit seiner Erregung anders zu spielen, als er es bis dahin gemacht hat. Aber da seine Frau sich ihm inzwischen sexuell komplett verweigert, kann er nicht ausprobieren, ob es ihm auch im Kontakt mit seiner Partnerin gelingen würde. Vor allem ist es so, dass sich seine Frau nicht von ihm berühren lassen will, weil sie behauptet, er sei zu unsicher und manchmal auch zu grob in der Berührung. Anton traut sich gar nicht mehr, auf seine Frau zuzugehen. Er zieht sich immer mehr zurück und ist ziemlich unglücklich.

An dieser Stelle der Therapie komme ich auf die Idee, ihm eine Tantramassage vorzuschlagen. Ich erkläre ihm, was ihn erwartet und warum es für ihn gut sein könnte. Die Idee einer Session mit achtsamer sinnlicher Berührung findet er zunächst fremd, auch weil er sie in seinem Wertesystem als Betrug versteht. Wir haben das Thema zunächst ruhen lassen, eines Tages kommt es dennoch wieder hoch. So trifft er die Entscheidung, eine Tantramassage auszuprobieren. Ich empfehle ihm eine Kollegin, mit der ich zusammenarbeite, und er macht einen Termin mit ihr. In Absprache mit mir konzentriert sich der Fokus der ersten Session auf die verschiedenen Berührungsqualitäten ohne Intimberührung, die er leicht angezogen erlebt und somit seine Bedenken in Bezug auf einen Betrug mildern kann. Dabei erfährt Anton eine Vielfalt an sinnlichen Berührungen und kann dadurch besser verstehen, was seine Frau ihm sagen wollte. Als er nach seiner ersten Session zu mir zurückkommt, ist er sehr dankbar. Er habe nicht gedacht, dass es so viele verschiedene Arten gibt, einen Körper zu berühren, und vor allem durch die Langsamkeit der Berührungen habe er viel intensiver spüren können. Leider, erzählt Anton weiter, reagiere seine Frau jedoch weiterhin nicht auf seine Annährungsversuche, weshalb er recht frustriert sei und nicht mehr weiterwisse. Er entscheidet sich dennoch, seinen Weg weiterzugehen und mehr Erfahrungen zu sammeln. Nach einigen weiteren Sessions, die er in den Sommerferien macht, kommt er eines Tages in die Praxis und wirkt wie ausgewechselt. Ich hatte ihn fast zwei Monate nicht gesehen und habe den Eindruck, einen neuen Mann vor mir zu sehen. Seine gesamte Ausstrahlung ist anders, die Körperhaltung aufrechter und offener. Er wirkt selbstsicher, aufgeschlossen, in seinem Körper und in seiner Männlichkeit präsenter. Ich wusste noch nicht, was in der Zeit nach der letzten Sitzung passiert war, nahm diese Veränderung aber eindeutig wahr. Er erzählt mir ausführlich von seinen Erfahrungen und wie er es geschafft hat, in diesen Sessions seine Erregung zu kontrollieren, und wie diese Erfahrung ihm ein ganz anderes Gefühl für seinen Körper und seine Lust gegeben hat. Die veränderte Ausstrahlung und Körperhaltung habe auch seine Frau wahrgenommen, schmunzelt er zufrieden. Während eines kurzen Urlaubs hatten sie Zeit füreinander und seine Frau konnte sich wieder auf ihn einlassen. Anton erzählt, wie beeindruckt sie von seiner Veränderung gewesen sei und wie anders sie sich von ihm berührt und wahrgenommen fühle. Nach diesen ersten Erfolgsmomenten entscheiden beide, einen Kurs zu besuchen, um die neuen Erkenntnisse zu vertiefen. Sie sind lange dabeigeblieben und konnten sehr viel für ihre Beziehung daraus gewinnen. Auch seine Frau, die anfänglich behauptete, sexuell erfahrener zu sein, entdeckte bei sich selbst ganz neue sexuelle „Räume“ und erweiterte auf diese Art ihr eigenes erotisches Potenzial.

Für Anton war der Weg zu seiner Insel der Lust mit nicht wenigen Hindernissen gepflastert und dennoch ist er dabeigeblieben und konnte später auch seine Partnerin mit auf die Reise nehmen.

Die Reise beginnt

Zugegeben, dieser Weg zur (Wieder-)Entdeckung der eigenen Insel der Lust ist einer, den aus verschiedenen Gründen nicht jeder gehen kann oder möchte. Er ist auch nicht der einzige und für viele nicht der am besten geeignete Weg.

Mein Anliegen mit diesem Buch ist es, zu zeigen, welche Möglichkeiten dieser Ansatz bietet, diese zu erläutern und Anregungen zu geben, allein die ersten Schritte in die Welt sinnlicher, achtsamer Berührung zu unternehmen. Das positive Ergebnis lässt sich nicht verleugnen, auch wenn es sich um eine „alternative“ Methode handelt.

Kapitel 2: Die Kunst achtsamer sinnlicher Berührung

Einen Menschen achtsam zu berühren ist dem Fluss des Lebens in erwartungsfreier Absicht zu folgen, ist Meditation in Aktion.

Susanna-Sitari Rescio

Achtsame sinnliche Berührung

Der Begriff Tantramassage, nämlich die Kunst achtsamer sinnlicher Berührung, ruft unterschiedliche Assoziationen hervor. Für einige Menschen hat dieser Ausdruck mit esoterischem Hokuspokus und Räucherstäbchen zu tun und deshalb möchten sie nichts damit zu tun haben; für andere wird die Tantramassage mit den erotischen Massageangeboten aus dem Rotlicht-Milieu in Verbindung gebracht und deshalb ebenfalls gänzlich abgelehnt. Wieder andere jedoch verbinden mit diesem Wort eine Welt voller Sinnlichkeit und wohlwollender Berührungen, eine wohlige Insel der Ruhe, auf der alle Sinne angesprochen werden, vor allem jedoch einen Raum, in dem man als ganzer Mensch wahrgenommen und respektiert wird, einen Raum, in dem man liebevoll angenommen und gehalten wird. Hier kann man einfach nur sein, es gibt nichts zu machen, nichts darzustellen. Dabei wird man am ganzen Körper von Kopf bis Fuß mit warmem Öl achtsam, verspielt und sinnlich, entspannend und erregend berührt.

Dieses Erlebnis ist selbst für Menschen, die mit Massagen vertraut sind und bereits ein gutes Sexualleben haben, einzigartig. Es ist nicht leicht in Worte zu fassen, was das Besondere an dieser Erfahrung ist. Vor allem deshalb nicht, weil alle Bilder und Worte, die man nutzen würde, um sie zu beschreiben, mit Assoziationen und Bedeutungen aufgeladen sind, die dieses Erlebnis nur begrenzt wiederzugeben vermögen. Ich habe über die Jahre viele Menschen gesprochen, die diese Erfahrung gemacht haben, und kein einziger hat versäumt zu erwähnen, wie besonders dieses Erlebnis war. Für viele war die erste Erfahrung damit der Auslöser für einen tiefgreifenden Veränderungsprozess, der nicht nur ihre Sexualität, sondern ihr ganzes Leben betraf. Eine Tantramassage berührt auf intensivste Art und Weise den ganzen Menschen, schließt dabei kein Körperteil aus und heißt jede Empfindung und Gefühlsäußerung willkommen. Diese Vielschichtigkeit und Ganzheitlichkeit sind Haupteigenschaften einer Tantramassage, die vielleicht zunächst überwältigen kann und doch gerade deshalb eine so große Anziehungskraft hat. Achtsame sinnliche Berührung ist „Liebe-Machen" mit den Händen. Es ist „Liebe-Machen" mit dem Leben. Das Lebendige in jedem Menschen aufzuspüren, ihm Raum zu geben, sich zu entfalten, es anzunehmen und zu würdigen, mit ihm in einem klaren Setting zu tanzen und zu spielen, das ist die innere Haltung in einer Tantramassage. Dank solcher Berührungen wird man sanft und einladend zur eigenen Insel der Sinnlichkeit zurückgeführt, gerade dann, wenn man den Weg dahin verloren hat. Es ist eine berührende Geschichte, die mit den Händen erzählt wird, die uns daran erinnert, wo wir herkommen, und zwar aus einer Welt voller Berührungen, die dem ganzen Körper schmeicheln und ihn liebkosen.

Meine Vision

Mit diesem Buch möchte ich Sie als Lesende mit dieser besonderen Form der achtsamen sinnlichen Massage bekannt machen. Es handelt sich um eine Berührungsform, die einzeln selbst erfahren, aber auch in Gruppenseminaren erlernt und praktiziert werden kann. Durch das Selbsterfahren, Erlernen und Praktizieren werden eine positive Erweiterung des eigenen sexuellen Repertoires sowie die Lösung verschiedener Probleme des Sexuallebens des Menschen möglich. Und genau diese positiven Veränderungen werde ich in diesem Buch beschreiben. Durch die persönlichen Geschichten von Sarah, Marion und Anton werden wir erfahren, welches ihre Beweggründe waren, sich auf diese Erfahrung einzulassen. Diese drei Menschen werden uns erzählen, was sich durch diese Erfahrung in ihrem Sexualleben positiv verändert hat. Ihre Erzählungen sind mit Kommentaren und Erklärungen ergänzt worden, die den jeweiligen Aspekt anschaulicher machen. Übungen und Anleitungen sollen Sie darüber hinaus dazu motivieren, bestimmte Aspekte zu vertiefen und selbst erste Schritte in die Welt der achtsamen sinnlichen Berührungspraxis zu gehen.

Herkunft der Tantramassage

Als Tantramassage bzw. achtsame sinnliche Berührung wird in diesem Buch eine Form von Berührung bezeichnet, die in den letzten vierzig Jahren in Deutschland entstanden ist und die hauptsächlich Andro Andreas Rothe und sein Team im Diamond-Lotus Institut in Berlin entwickelt, praktiziert und vermittelt haben. Andro ist einer der ersten und bekanntesten Tantra-Lehrenden Deutschlands. Während seiner langjährigen Aufenthalte im arabischen Nordafrika, dem mittleren Osten und Indien lernte Andro byzantinische und asiatische Massageformen kennen und entwickelte daraus diese besondere Form von Massage, die er als Heilmassage definiert. Seine weitere Ausbildung absolvierte er am Medical Center des Dalai Lama. Er studierte Yoga in Poona und ist ordinierter Zen-Mönch und Meister des Bogen-Zen.[4]

4 Diamond-Lotus (2019). Die Entstehung der Tantramassage. In: https://diamond-lotus.de/dl-massagen/die-entstehung-der-tantramassage/, gesehen am 27.10.2019.

Die Tantramassage ist eine radikale, gesellschaftlich zurzeit noch kaum akzeptierte innovative Behandlungsmethode. Sie fasst in der aktuellen Version Grundlagen und Methoden aus verschiedenen fundierten Massagetechniken sowie Elemente aus Bioenergetik, Yoga, Meditation und Sexualtherapie auf integrative Weise zusammen. Der Körper wird nicht als Hülle, als reine Materie betrachtet, sondern als lebendiges Zuhause der Seele, als Verkörperung des Geistes. Dementsprechend wird ihm besondere Aufmerksamkeit geschenkt. Körper, Geist und Seele werden als Einheit wahrgenommen. Die Berührungen bleiben nicht lediglich an der Oberfläche des Körpers, sondern gehen oft „unter die Haut" und erreichen damit tiefere seelische Schichten. Dabei werden Selbstheilungsprozesse in Gang gesetzt. Schmerzvolle Stellen oder negative Erinnerungen können dank dieser Berührungen allmählich dahinschmelzen und integriert werden. Man erlebt zunehmend eine tiefe Verbundenheit mit sich selbst.

Sind Sie neugierig geworden? Möchten Sie auch auf Ihre Insel begleitet werden? Vielleicht haben Sie Lust bekommen, Ihre*n Partner*in zu begleiten? Fangen Sie mit einer kleinen Reise an, zunächst einfach so, intuitiv, wenn Sie bereits beisammen liegen. Nehmen Sie sich fünf bis zehn Minuten Zeit, Ihre*n Partner*in zu berühren. Achten Sie darauf, dass Sie bequem und so nah wie möglich am Körper sitzen, sodass Sie ihn mit beiden Händen berühren können. Nehmen Sie ein paar tiefe Atemzüge und entspannen Sie Schultern und Arme. Legen Sie dann Ihre Hände auf den Körper des*der anderen und verweilen Sie dort. Gehen Sie in Kontakt mit dem Lebendigen, mit den Bewegungen des Atems in Ihrem Körper und im Körper Ihres Gegenübers. Von dort aus lassen Sie Ihre Hände gleiten, als würden Sie die Landschaft dieses Körpers zum allerersten Mal sehen und fühlen. Folgen Sie der Lust Ihrer Hände, genießen Sie selbst die Streicheleinheiten, die Sie schenken, liebkosen Sie die ganze Haut und schmeicheln Sie ihr mit ruhigen und sanften Berührungen.

Tantra und Neo-Tantra

Tantra ist historisch gesehen eine in Indien entstandene esoterische Form des orthodoxen Hinduismus und später des Buddhismus. Die Ursprünge des Tantra liegen in den frühgeschichtlichen, möglicherweise matriarchalischen Kulturen des zweiten Jahrhunderts n. Chr., in voller Ausprägung existiert die Lehre jedoch frühestens seit dem 7./8. Jahrhundert. Als charakteristisch für matriarchalische Kulturen wird häufig die „natürliche“ Verbindung von Spiritualität und Sexualität angesehen, die als göttliche Lebenskraft rituell zelebriert und im Alltag gefeiert wird. Im Laufe der Jahrhunderte entstanden zahlreiche Strömungen und Traditionen des Tantra, die keine eindeutige Übertragungslinie erkennen lassen. Die Kolonialisierung Indiens und das Interesse zahlreicher Gelehrter brachte die alte Tradition des Tantra in den Westen. Die Auseinandersetzung mit dem Thema blieb allerdings als Studium östlicher Religionsformen meistens eher theoretisch.[5] Sir Richard Francis Burton war einer der ersten Gelehrten, der sich intensiver mit Tantra befasste und verschiedene Texte ins Englische übersetzte.[6] Die Auslegung der tantrischen Lehren und ihre Wirkung im Westen (und in Indien selbst) sind auch heute noch sehr unterschiedlich und vielfältig. Die Verbreitung des Tantra im Westen bzw. dessen, was heute im Westen unter Tantra verstanden und als solches praktiziert wird, geht hauptsächlich auf den indischen Philosophen und Lehrer Osho zurück.[7]

Das Innovative an seiner Lehre ist die Verknüpfung moderner (körper-)therapeutischer Ansätze, die auf Wilhelm Reich zurückzuführen sind, mit den Lehren des traditionellen Tantra, woraus er das sogenannte Neo-Tantra schuf, eine Form der Körperarbeit, deren verschiedene Interventionen in den vielfältigen körpertherapeutischen

5 Rescio, S. (2014). Sex und Achtsamkeit. Sexualität, die das ganze Leben berührt. Bielefeld: Kamphausen Verlag.

6 Urban, H. B. (2007). Tantra. Sex, Secrecy, Politics and Power in the Study of Religion. Delhi: Motilal Banarsidass Publishers Private Limited.

7 Ursprünglich hieß Osho „Rajneesh“ Chandra Mohan Jain. Er nannte sich Mitte der 1960er bis Anfang der 1970er Jahre Acharya Rajneesh, danach bis Ende 1988 Bhagwan Shree Rajneesh und von 1989 bis zu seinem Tod Osho.

Methoden wiederzufinden sind.[8] Das Neo-Tantra nach Osho hat auch in Deutschland Fuß gefasst und wird in allen ernstzunehmenden Tantra-Instituten nach seinem Vorbild unterrichtet, auch wenn diese nicht immer eine einheitliche Linie vertreten.

Grundlagen der Tantramassage

Es gibt grundsätzliche Unterschiede zwischen einer fundierten Tantramassage, die eine längere Ausbildung, intensive Selbsterfahrung und Auseinandersetzung mit der eigenen Sexualität voraussetzt, und ähnlich klingenden Angeboten, weil der Begriff „Tantramassage" nicht geschützt ist und daher beliebig verwendet werden kann.[9]

Folgende Aspekte charakterisieren eine Tantramassage als Heilbehandlung, so wie Andro sie entwickelt und weitergegeben hat:

1. Das klare Setting und der strukturierte Ablauf: Das klare Setting sorgt für eine deutliche Trennung zwischen der gebenden und der empfangenden Person. Durch den strukturierten Ablauf und das Abstecken von eventuellen Grenzen entsteht ein sicherer Rahmen für Selbsterfahrung. Dieser Aspekt ist besonders wichtig, weil es hier nicht darum geht, alles auf einmal zuzulassen, sondern sich auf eine Entdeckungsreise zu begeben.
2. Die meditative Haltung: Sie ermöglicht einen Zustand der Achtsamkeit, bei dem Berührungen zwar mit einer wertschätzenden und die Sinne erweckenden Absicht geschenkt werden können, diese jedoch ergebnisoffen und frei von Erwartungen bleibt.
3. Die Begegnung im Hier und Jetzt und der Mut zu Lust und Nähe: Angestrebt ist ein Zustand größtmöglicher Authentizität,

---

8 Vgl. beispielsweise die Übung von Schnarch „Umarmung bis zur Entspannung" oder die Doppelte Schaukel im Sexocorporel. Siehe auch: www.osho.com.

9 Diamond-Lotus (2019). Tantramassage Verband e. V. (2019). Hintergründe der Tantramassage. In: https://www.tantramassage-verband.de/tantramassage/hintergrunde-der-tantramassage/, gesehen am 27.10.2019.

in dem eine reale Begegnung und nicht eine einfache Dienstleistung zustande kommt.

4. Der Fokus auf Selbstwahrnehmung und Selbsterfahrung: Das Erfahrungsspektrum dieser Massage geht über Entspannung und Wohlgefühl hinaus. Es wird ein Raum geöffnet und offengehalten, in dem tiefgreifende Selbsterfahrung stattfinden kann. Dabei wird die „Anwesenheit" im Körper gefördert.
5. Die Achtung des ganzen Menschen als sexuelles und spirituelles Wesen mit all seinen Gefühlen und Empfindungen: Dieser Aspekt ist hier zentral.
6. Die ganzkörperlichen intimen und sinnlichen Berührungen: Tantrisch wird eine Massage durch ihre Ganzheitlichkeit. Sie berührt den ganzen Menschen, sie lässt keinen Körperteil aus. Dabei kann die Berührung am ganzen Körper auch allmählich und in Absprache stattfinden. Es ist möglich, beispielsweise zu Anfang eines solchen Erfahrungsweges, eine Tantramassage angezogen zu erleben und dabei keine direkte Intimmassage durchzuführen. Ausschlaggebend in der Massage ist vor allem die ganzheitliche Haltung und weniger die nackte Haut. Insbesondere integriert sie die Sexualität und weckt ihre Energie als Lebenskraft. Jede Folge davon, sei es Atem, Stimme oder Bewegung, sei es Erregung oder aufsteigende Erschütterung, seien es Tränen bis hin zur lustvoll-mystischen Erfahrung oder einfach nur ein schlichter Orgasmus – alles ist willkommen und in Ordnung.[10]
7. Das fundierte Wissen über Energiebahnen und Anatomie: Die Tantramassage nach Andro beruht auf der ebenfalls von ihm entwickelten Yin-Yang-Massage und auf dem fernöstlichen Wissen über Energiezentren und -bahnen im Körper.[11]

Diese Grundelemente ermöglichen beiden Beteiligten, aus dem Alltagsgeschehen herauszutreten und in einem achtsamen Rahmen den

10 Tantramassage Verband e. V. (2019).

11 Diamond-Lotus (2019).

eigenen Körper zu feiern und die eigene Sinnlichkeit in Würde und Schönheit zu erleben. Dadurch entsteht ein Gefühl von Angenommen-Sein, das eine wichtige Voraussetzung für die heilende Wirkung dieser Erfahrung ist.[12] All diese Komponenten ermöglichen der empfangenden Person eine ganzheitliche Erfahrung. Diese setzt oft einen tiefgreifenden Entwicklungsprozess in Gang, der das eigene sexuelle Erleben, aber auch darüber hinaus das Leben im Allgemeinen positiv beeinflussen kann.

Eine fundierte Tantramassage, wie Andro sie entwickelt hat, ist eine gefühlsintensive Ganzkörpermassage und als solche eine sexualtherapeutische Heilanwendung. Sie ist ein offiziell eingetragenes Markenzeichen in der Kategorie „therapeutische Behandlung" (Klasse 44). Am 7. Oktober 2004 wurde unter der Leitung von Andro der Tantramassage-Verband e. V. (TMV) gegründet, um Qualitäts- und Ausbildungsstandards zu definieren.[13]

Obwohl gerade in den letzten Jahren viele Schritte unternommen wurden, die Tantramassage bekannter zu machen, ist sie in der Landschaft körperorientierter sexualtherapeutischer Ansätze zur Förderung des sexuellen Wohlbefindens und zur Lösung sexueller Probleme dennoch eine der breiten Öffentlichkeit bislang unbekannte Option geblieben, auch deshalb, weil sie oft missverstanden und darum ihr reales Potenzial nicht wahrgenommen wird. Die immer noch nicht ausreichend klare Trennung zwischen der sexuellen Dienstleistung einer „erotischen Massage" und dem Angebot professionell geschulter Menschen, die einen neo-tantrischen Hintergrund und eine fundierte Tantramassage-Ausbildung haben, trägt dazu bei, die Vorurteile und Zweifel über diese Berührungsform und ihr Heilpotenzial zu verstärken. Deshalb ist diese therapeutische Möglichkeit bis heute in einer spezifischen Subkultur angesiedelt und wird vom therapeutischen Mainstream offiziell nicht anerkannt, auch wenn einzelne Therapierende sie immer wieder empfehlen und sie eine eindeutige Anziehung auf viele Menschen ausübt.

12 Tantramassage Verband e. V. (2019).

13 Ebd.

In diesem Buch möchte ich, wie bereits zu Anfang erwähnt, die Wirkung achtsamer sinnlicher Berührung auf der Basis einer qualitativen Forschungsarbeit unter anderem mit der Intention vorstellen, diese besondere Form der Berührung vielen Menschen zugänglich zu machen, die davon profitieren könnten. Im folgenden Kapitel werde ich daher auf die Entdeckung der sogenannten CT-Fasern eingehen, die auf sanfte, streichelnde Berührungen reagieren, wie sie auch für die Tantramassage charakteristisch sind.

Berührung erwünscht: Die CT-Faser

Berührung scheint nicht nur oberflächliche Empfindungen zu generieren. Berührung geht unter die Haut. Berühren, Streicheln, liebevolles Halten und Massieren sind verschiedene Formen von Hautkontakt, einer der ursprünglichsten Kommunikations- und Kontaktwege von Menschen und Tieren. Die Haut ist über den Tastsinn mit unserem Nervensystem verbunden und Reize, die über die Haut gehen, beeinflussen unser Befinden. Der Säugling nimmt so Kontakt mit der Mutter auf, bevor er noch richtig die Augen geöffnet hat. Fehlt diese beruhigende Gegenwart, leidet nicht nur die Psyche, auch sein Immunsystem entwickelt sich weitaus weniger stabil, wie Erfahrungen mit Frühgeborenen zeigen. Im zweiten Jahrzehnt des zwanzigsten Jahrhunderts lag die Sterblichkeitsrate von Kindern unter einem Jahr in Waisenhäusern aufgrund mangelnden Kontakts und mangelnder Berührung bei fast hundert Prozent.[14]

Warum jedoch Berührungen so wichtig sind, war noch nicht geklärt. Zwar hatte man schon in den 1990er Jahren herausgefunden, dass Ratten beim Streicheln und sanften Massieren offenbar vermehrt das Glückshormon Oxytocin ausschütteten, aber welche physiologischen Mechanismen dahinterstanden, blieb ungeklärt.

Den Durchbruch lieferte ein Test an einer Patientin, die keinerlei bewusste Berührungen spüren konnte, Streicheln aber dennoch diffus als angenehm empfand. Im Gegensatz zu den nicht funktionierenden

14 Montagu, A. (2004). Körperkontakt. 11. Auflage. Stuttgart: Klett-Cotta.

Hautnerven sprach ihr CT-Faser-Netz auf die Berührung an. Wie sich herausstellte, wurden die entsprechenden Signale nicht an den bewussten Teil ihres Gehirns, sondern an das Gefühlszentrum geschickt. Die Patientin spürte von der Berührung daher nichts, fühlte sich aber scheinbar aus heiterem Himmel wohler und entspannter.[15]

Berührungsreize gelangen durch unterschiedliche Nervenfasern, auch sensorische Neuronen genannt, ins Gehirn. Diese unterteilen sich in zwei Kategorien: schnell leitende A-Fasern und langsam leitende C-Fasern. Während die A-Fasern Informationen mit hoher Geschwindigkeit weiterleiten, sorgen sie u. a. für die sogenannte Propriozeption, die Wahrnehmung der Position des eigenen Körpers im Raum. Sie sind für die feine, taktile, diskriminative, d. h. differenzierende Wahrnehmung sowie für die Übertragung bestimmter Aspekte von Schmerzreizen und schmerzvollen Temperaturschwankungen zuständig. Hingegen bilden die C-Fasern, als langsam leitende Fasern, ein zweites Netzwerk, dessen Rolle bisher nicht restlos geklärt war. Diese Fasern übertragen ihre Informationen mit einer Geschwindigkeit von ca. einem Meter pro Sekunde wesentlich langsamer als die A-Fasern, was sie für schnelle Reaktionen ungeeignet macht. Sie können sich deshalb so viel Zeit lassen, weil sie Informationen weiterleiten, die mit einer bestimmten Schmerzqualität sowie mit Temperatur und Juckreiz zu tun haben. Diese Informationen gelangen vermutlich in die Inselrinde, die Region des Gehirns, die für die Gewichtung von Informationen zuständig ist.[16]

1999 entdeckte der Schwede Åke Vallbo schließlich eine neue C-Faser, die sogenannte C-taktile Faser. Sie ist für die Übertragung besonderer Reize zuständig, nämlich Berührungen, die mit einer Geschwindigkeit von drei bis zehn Zentimetern pro Sekunde, einem hohen Weichheitsgrad und einer Temperatur zwischen 32 und 36,5 Grad Celsius ausgeführt werden. Das entspricht genau der Qualität

---

15 Scinexx – Das Wissensmagazin (2004). „Auf der Suche nach dem ‚Streichelfaktor'. Warum Hautkontakt glücklich macht." In: http://www.scinexx.de/dossier-detail-165-13.html, gesehen am 27.10.2019.

16 Linden, D. J. (2015). Touch. The Science of the Sense that Makes Us Human. London: Penguin Books.

achtsamer sinnlicher Berührung, von der weiter oben die Rede war.[17] Bemerkenswert ist außerdem, dass diese Fasern nur auf behaarten Oberflächen zu finden sind. Eine Vermutung diesbezüglich ist, dass sie dafür geschaffen sind, Berührungen von anderen Menschen zu spüren.[18] Die CT-Fasern könnten also dazu dienen, aus der Flut von Berührungen, die ständig auf unsere Haut treffen, jene herauszufiltern, die für unser emotionales und soziales Leben wichtig sind,[19] oder mit anderen Worten: Unser Tastsinn verfügt über eine spezielle Leitung, um liebevolle, tröstliche oder erotische Botschaften anderer Menschen aufzufangen. Anscheinend vermitteln diese CT-Fasern die Zusatzinformation an das Gehirn, dass die entsprechende Berührung ungefährlich ist.[20]

Die schellen A-Fasern erlauben eine diskriminative bzw. differenzierende Wahrnehmung in Bezug auf Berührungsempfindungen. Sie leiten Signale weiter, die sich hinsichtlich Form, Textur, Vibration oder entfernter Wahrnehmung sehr schnell verändern können.[21] Dagegen übermitteln C-Fasern den emotionalen Ton einer bestimmten Berührung, sozusagen die „emotionale" Vibration. Viele Jahre hat man geglaubt, dass die C-Fasern nur Informationen über Schmerz[22], Temperatur und Entzündung weiterleiten. In letzter Zeit finden sich jedoch immer mehr Beweise dafür, dass C-Fasern besonders für interpersonale Berührungen zuständig zu sein scheinen. Die C-taktilen Fasern sind sozusagen „Streichel-Sensoren". Sie befinden sich rund um die Haarfollikel, sodass sie auf jede Haarkrümmung reagieren können. Studien zeigen, dass Haarkrümmungen unterschiedliche Empfindungen hervorrufen können: ein schnelles,

---

17 Linden, D. J. (2015), S.76; Possemeyer, I. (2017). Warum Berührung unter die Haut geht. In: Geo 7 (2017). Hamburg: Gruner und Jahr, S. 79.

18 McGlone, F. (2018). Biography. In: https://www.ljmu.ac.uk/about-us/staff-profiles/faculty-of-science/natural-sciences-and-psychology/francis-mcglone, gesehen am 27.10.2019.

19 Ebd.

20 Science. (2018). Nervennetz für Streicheleinheiten entdeckt. In: http://sciencev1.orf.at/news/56047.html, gesehen am 27.10.2019.

21 Mit entfernter Wahrnehmung ist zum Beispiel die Wahrnehmung einer Oberfläche in den Händen über ein Werkzeug gemeint. Wenn man mit einem Hammer gegen eine Wand hämmert, hat man in den Händen ein Gefühl für die Wandoberfläche, obwohl sie diese nicht direkt berühren, sondern eben über ein Werkzeug wahrnehmen.

22 Hier ist nicht der akute und punktuelle Schmerz gemeint, sondern der langsame, pochende, brennende Schmerz, der emotional belastender ist.

diskriminatives, emotional neutrales Signal, das durch die A-Fasern vermittelt wird, und ein langsameres, diffuses, angenehmes Signal durch die C-taktilen Fasern. Während A-Fasern am effektivsten durch intensive Stimuli angeregt werden, benötigen C-taktile Fasern eine besondere Berührung, und zwar ein leichtes, langsameres Streicheln. Diese langsamere Berührung ist von größter Bedeutung für die Wahrnehmung dieser Signale und für das Empfinden angenehmer Gefühle. Es handelt sich um eine Stimulation, die uns an interpersonelle Berührungsqualität erinnert. Ein Streicheln des Unterarms provoziert sowohl eine Aktivierung des primären und sekundären somatosensorischen Cortex, der für die Diskriminierung von Formen und Textur zuständig ist und durch Informationen der A-Fasern gespeist wird, als auch eine Aktivierung der Inselrinde, welche die emotionalen Aspekte taktiler Prozesse verarbeitet.[23]

Darüber hinaus korreliert das Aktivieren der CT-Fasern mit dem positiven Gefühl von Wohlsein. Diese Beobachtung führte zu der Hypothese einer „sozialen Berührung", die besagt, dass CT-Fasern nur auf angenehme, interpersonale Berührungen reagieren würden.[24] Vermutlich könnten diese speziellen Fasern daher zusätzlich zu den angenehmen Gefühlen auch Vermittler für erotische Berührungen sein.[25] Diese Hypothese entstand durch die Beobachtung von Schmerzpatient*innen, bei denen bestimmte Fasern des Rückenmarks (Tractus spinothalamicus) beschnitten wurden. Nach der Operation berichteten diese Patient*innen, keine erotischen Empfindungen auf der Haut der operierten Stelle wahrnehmen zu können. Da CT-Fasern womöglich dieselbe Leitung wie die Schmerzrezeptoren (Nozizeptoren) benutzen, wurden diese bei der OP ebenfalls abgeschnitten. Dieser Fakt suggerierte, dass CT-Fasern notwendig für die Übertragung erotischer Empfindungen sein könnten. Allerdings wurde die potenzielle Beteiligung der CT-Fasern in

23 Linden, D. J. (2015). Es ist nur ein Zufall, aber der Teil des Gehirns, der für die emotionale Wahrnehmung liebevoller Berührungen zuständig ist, heißt „Insel".

24 Jönsson, E. H., Bendas, J., Weidner, K., Wessberg, J., Olausson, H., Backlund Wasling, H., Croy, I. (2017). The relation between human hair follicle density and touch perception. Scientific Reports. In: www.nature.com/scientificreports, gesehen am 27.10.2019.

25 Ebd.

der Wahrnehmung erotischer Empfindungen noch nicht eindeutig untersucht. Wenn die CT-Fasern in die Kodifizierung sexueller Anreize involviert sind, wird von den für CT-Fasern optimalen Berührungen erwartet, dass sie als erotischer wahrgenommen werden als jene Berührungen, die nicht für CT-Fasern optimiert sind. Diese Hypothese wurde in zwei Studien untersucht, die Folgendes ergaben: Die höchsten Werte bezüglich Erotik und Wohlgefühl korrelierten mit Pinselberührungen mit einer Geschwindigkeit, die CT-Fasern optimal aktiviert. Demzufolge scheinen CT-Fasern nicht nur für angenehme, sondern auch für erotische Berührungen zuständig zu sein. Erotische Berührungswahrnehmungen wurden bei besonders langsamen Reizen festgestellt.[26]

Das CT-Netzwerk könnte zusätzlich nicht nur für die Übermittlung von Gefühlen und Empfindungen zuständig sein, sondern möglicherweise auch für die Ausschüttung von Glückshormonen wie Oxytocin,[27] dessen Funktion ich in den folgenden Kapiteln darstellen werde.

Worauf kommt es an?

Während die Wissenschaft uns Beweise für Tatsachen liefert, die wir meist intuitiv aus der Erfahrung kennen, können wir nun schauen, was sinnvoll ist, wenn man die ersten Schritte in die Welt achtsamer sinnlicher Berührung machen möchte. Vor allem drei Aspekte spielen dabei eine zentrale Rolle. Es handelt sich um Qualitäten, die während der Gruppen-Selbsterfahrung und in der professionellen Ausbildung allmählich trainiert werden: Die eigene sinnliche Insel zu

26 Auch McGlone konzentriert seine akademische Forschung auf die Rolle der zum Organ hinführenden, afferenten C-Fasern beim Menschen. Er untersucht dabei deren Rolle bei Schmerz und Juckreiz und vor allem die funktionalen und affektiven Eigenschaften der C-taktilen Fasern. Er postuliert ebenfalls, dass diese CT-Fasern für die Kodifizierung angenehmer und intimer Berührung zuständig seien. Die Untersuchungen der Forschenden deuten auch darauf hin, dass nur mit Haaren besetzte Hautbereiche diese speziellen Nervenfasern besitzen. Auf das Streicheln ihrer – haarlosen – Handinnenfläche reagierte die Patientin in ihren Studien jedenfalls nicht.

27 Jönsson, E. H. et. al. (2017).

bewohnen, im eigenen Körper anwesend zu sein und sich zentrieren zu können, bilden den Ausgangspunkt. Entschleunigung im Kontakt mit dem Gegenüber, also Zeit, ist eine weitere wichtige Requisite. Zum Schluss ist Achtsamkeit im Sinne wertfreier und wohlwollender Wahrnehmung die innere Haltung für diese Form von Massage.

Zentrierung: Im eigenen Körper anwesend sein

Zentrierung, bei sich selbst anzukommen, im eigenen Körper anwesend zu sein, ist eine Grundvoraussetzung, um in Kontakt mit dem*der Partner*in zu treten. Ein Gefühl für sich selbst hilft, die Gefahr zu vermeiden, über die eigenen Grenzen zu gehen, denn durch innere „Abwesenheit“ werden diese gar nicht erst wahrgenommen. Auf der eigenen Insel anwesend zu sein, bedeutet auch, sie nicht zu vernachlässigen, sondern sich um sie zu kümmern, sie zu gestalten. Zentrierung heißt also, möglichst in Kontakt mit sich selbst zu bleiben. Dieser Kontakt beinhaltet eine seelische und eine physische Komponente. Es ist in erster Linie ein Wissen darüber, was einem nicht guttut, vor allem jedoch die Gewissheit dessen, was sich für einen selbst angenehm und erotisierend anfühlt. Das wird möglich, indem man den eigenen Körper spürt und die eigene seelische Befindlichkeit dabei wahrnimmt. Diese Wahrnehmung erlaubt uns, Klarheit zu erlangen und dementsprechend auf die jeweilige Situation proaktiv zu reagieren. Denn einfach Nein zu sagen ist nicht die Lösung. „Bitte nicht so, sondern ...“ ist dagegen ein Ausdruck von Zentrierung und Selbstverantwortung in der Intimität. Vor allem beim Sex ist diese Fähigkeit eine gute Basis, um das sexuelle Erleben als befriedigend und erfüllend zu gestalten. Diese Fähigkeit lässt sich zunehmend entwickeln, so wie bei Anton, der erzählt, wie sich sein Gefühl für sich selbst im Laufe der Massage-Sessions veränderte und wie er sich „mehr bei sich zu Hause“ fühlte und seine „Männlichkeit deutlicher spürte“, oder wie bei Marion, die ihre „Yoni-Energie“[28] als präsenter wahrnahm. Körperarbeit unterstützt diesen Prozess, in dem

28 Yoni ist das Sanskrit-Wort für das weibliche Genital. Marion meint an dieser Stelle, dass sie die sinnliche Lebendigkeit in ihrem Körper und in ihrem Genital deutlich spürt.

die Durchlässigkeit des Körpers über Bewegungs- und Atemübungen sowie Spannungswahrnehmung und -reduzierung gestärkt wird.[29]

ÜBUNG: ZENTRIERUNG ÜBER BEWEGUNG

Mit dieser Übung lade ich Sie ein, eine kleine Reise über Ihre Insel zu beginnen. Stellen Sie sich vor, es ist frühmorgens an einem Festtag. Alles ruht und selbst das Meer scheint noch im Schlaf zu liegen. Hier und da ist nur ein leichtes Zwitschern zwischen den Ästen zu hören. Sie selbst stehen, wenn es geht, mit nackten Füßen auf dem Boden. Sie werden Ihre Aufmerksamkeit auf verschiedene Körperbereiche lenken und einfach nur spüren, was an diesen Stellen passiert. Womöglich werden Sie keine besonders starken Empfindungen haben oder mit der Aufmerksamkeit abschweifen. Das ist normal. Es geht nicht um ein besonderes Feuerwerk der Gefühle, sondern um die leise Sprache Ihres Körpers, der Sie bei dieser Übung lauschen können. Wenn Sie abgelenkt werden, kehren Sie zurück zu Ihrem Körper.

Schließen Sie nun Ihre Augen und wenden Sie Ihre Aufmerksamkeit zu Ihren Füßen hin. Spüren Sie den Kontakt der Füße mit dem Boden und verstärken Sie diese Wahrnehmung, indem Sie Ihr Gewicht von einem Fuß auf den anderen verlagern. Fangen Sie an, von den Füßen aufwärts alle Ihre Gelenke zu aktivieren: die Fußgelenke, die Knie, die Hüfte. Bleiben Sie einige Atemzüge lang dabei und bewegen Sie sich so, als würden Sie diese Bewegung zum allerersten Mal durchführen. Spüren Sie ganz genau, was in Ihrem Körper passiert, während Sie z.B. Ihre Knie abwechselnd beugen und strecken. Bis wohin überträgt sich die

29 Rescio, S. (2014). Sex und Achtsamkeit. Sexualität, die das ganze Leben berührt. Bielefeld: Kamphausen Verlag.

Bewegung? Ist die Bewegung angenehm? Gibt es Stellen, die sich leichter bewegen lassen als andere? Fahren Sie fort und fangen Sie an, Ihre Schultern zu bewegen, am besten indem Sie eine nach der anderen langsam nach hinten rotieren lassen. Spüren Sie immer wieder, wie es sich an dieser Stelle anfühlt. Am Schluss lassen Sie auch Ihren Kopf kleine Kreise in die eine Richtung und dann in die andere durchführen. Kommen Sie dann zur Ruhe und spüren Sie dem Echo dieser Bewegungen in Ihrem Körper nach.

Entschleunigung: Mal langsam machen

In unserer schnelllebigen Gesellschaft scheint alles, was schnell passiert, die bessere Wahl zu sein. Jedoch ist es die Entschleunigung im Kontakt mit dem Gegenüber, die über die CT-Fasern die Inselrinde im Gehirn aktiviert, die für die Wahrnehmung emotionaler Aspekte, wie Wohlgefühl und Erotik, zuständig ist. Wenn wir immer mit Tempo beim Sex sind, vergessen wir dabei, dass Fühlen etwas mehr Zeit braucht und dass eine Menge Eindrücke verloren gehen, wenn wir alles in Eile zu Ende bringen. Diese Eindrücke könnten unser Sinnesleben aber bereichern, wenn wir die Zeit hätten, sie wahrzunehmen. Das gilt sowohl für die Selbstwahrnehmung als auch für die Wahrnehmung unseres Gegenübers und der Welt um uns herum. Auch Anton hatte einiges mit diesem Thema zu tun und erzählt, dass er sich „jetzt beim Sex mehr Zeit" lässt „und dabei jede Berührung mehr genießen kann". Die nächste Übung ist eine Einladung, sich Zeit zu nehmen.

ÜBUNG: ENTSCHLEUNIGUNG IN DER BERÜHRUNG

● Bei dieser Übung brauchen Sie eine weitere Person.

Setzen Sie sich bequem gegenüber. Schließen Sie Ihre Augen und atmen Sie ein paar Mal tief ein und aus. Finden Sie eine Position, die Ihnen ein Gefühl von Präsenz, Wachheit und Würde vermittelt, und bitten Sie dann die andere Person, eine Hand auf die Handfläche Ihrer linken Hand zu legen. Ab jetzt haben Sie 5–10 Minuten Zeit, diese Hand in allen möglichen Variationen zu berühren. Lassen Sie sich Zeit, jeden Quadratzentimeter mit Ihren Fingerkuppen, -spitzen und mit der gesamten Handfläche zu spüren, die Beschaffenheit der Haut sowie die Gestalt der Hand wahrzunehmen. Am Ende halten Sie die Hand Ihres Gegenübers einige Momente zwischen Ihren beiden Händen. Verabschieden Sie sich und spüren Sie noch einige Momente dem Echo dieser Berührung nach. Wenn Sie möchten, können Sie die Rollen tauschen und sich am Ende gegenseitig ein Feedback geben: Wie ging es Ihnen dabei? Wie ist es Ihnen gelungen, das Tempo zu drosseln? Gab es Momente der Ungeduld oder Ablenkung? Stellen Sie sich vor, wie es wäre, den ganzen Körper Ihres Gegenübers mit dieser ruhigen Aufmerksamkeit zu berühren und wahrzunehmen. Welche Gefühle und Gedanken tauchen bei der Vorstellung auf?

Achtsamkeit: Im Hier und Jetzt sein

Achtsamkeit ist eine besondere Form von Aufmerksamkeit, eine Qualität menschlichen Bewusstseins. Es handelt sich dabei um eine möglichst wertfreie Wahrnehmung dessen, was gerade ist, einen

Bewusstseinszustand, in dem jede Erfahrung im Hier und Jetzt ohne Vorurteile zugelassen wird. Mit der Praxis der Achtsamkeit gelingt es, zunehmend aus einem Autopilot-Modus in einen Zustand der Spontaneität und Authentizität zu kommen, in dem selbstbewusstes und kreatives Handeln möglich ist.[30] Die Praxis der Achtsamkeit ermöglicht die Entwicklung einer inneren Stabilität, Zentrierung und Gelassenheit sowie den Zugang zu Ressourcen, die in wechselhaften und herausfordernden Lebenssituationen unterstützend und beruhigend wirken. In der Sexualität hilft die Praxis der Achtsamkeit, mit den situativen Veränderungen der Befindlichkeit zwischen den Partner*innen gelassener, liebevoller und spontaner umzugehen.

ÜBUNG: DEN EIGENEN ATEM SPÜREN

Bei dieser Übung werden Sie sich für zwei bis drei Minuten auf Ihren Atem konzentrieren. Dafür schließen Sie Ihre Augen und richten den Blick nach innen. Nehmen Sie Ihren Atem wahr, so wie er gerade ist. Achten Sie auf seine Beschaffenheit: Ist er ruhig oder unregelmäßig, langsam oder schnell, flach oder tief? Schauen Sie, ob Sie den Zustand Ihres Atems einfach nur spüren können, ohne gleich gedanklich ein Urteil darüber zu fällen. Nehmen Sie dann wahr, an welcher Stelle Sie Ihren Atem im Körper am besten spüren: Ist es an der Nasenspitze oder am Hals? Am Brustbein oder am Bauch? Auch in diesem Fall verweilen Sie einfach bei dieser Wahrnehmung und beobachten Ihren Atem. Dabei vermeiden Sie, etwas ändern zu wollen.

Sollten Sie zum ersten Mal eine solche Übung machen, werden Sie vermutlich nach zwei, drei Atemzügen von irgendwelchen Gedanken abgelenkt werden und womöglich verlieren Sie den

30 Kirch, D. (2019). Was ist Achtsamkeit? DFME – Deutsches Fachzentrum für Achtsamkeit. In: https://dfme-achtsamkeit.de/was-ist-achtsamkeit-wirkung/, gesehen am 27.10.2019.

Faden. Vermeiden Sie auch hier, diese Tatsache zu bewerten, und kehren Sie sanft, aber entschieden zu Ihrem Atem zurück.

Je häufiger Sie diese Übung wiederholen, desto einfacher wird es, den Fokus auf den Atem zu halten und die auftauchenden Gedanken wie Wolken am Himmel vorbeiziehen zu lassen, ohne ihnen zu viel Aufmerksamkeit zu schenken (vgl. Rescio, 2014).

Nähe und Berührung

Wahrscheinlich sind im Berühren viel mehr Möglichkeiten enthalten, als wir bisher entdeckt haben. Würden wir Berührung erlernen, würden wir vermutlich unsere Wahrnehmung erweitern und andere Erfahrungen und Erkenntnisse möglich machen. „Am Anfang war das Wort" wird im Johannes-Evangelium behauptet (Joh. 1.1). Man könnte sich allerdings fragen, ob am Anfang nicht doch eher die Berührung war. Berührung ist der erste Sinn, der sich im Mutterleib entwickelt, und er ist meist auch dann noch aktiv, wenn Augen und Ohren im Alter schon nachgelassen haben. Sprache verliert in besonders emotionalen Situationen an Aussagekraft, uns fehlen dann die Worte und was uns als Kommunikationsmedium bleibt, ist nur Berührung, z. B. tröstend und unterstützend, gerade da, wo Worte nicht mehr helfen würden.[31]

Welche Eigenschaften hat nun eine angenehme Berührung? Die Vermittlung von Ruhe und Halt ist ein wichtiger Bestandteil. Ebenso wichtig ist es, dass sie von einem Gefühl von Echtheit und Authentizität getragen und eine Haltung der Präsenz spürbar wird, damit sich ihre angenehm beruhigende und stützende Wirkung entfalten kann. Eine sanfte Berührung spricht die Verletzlichkeit und Weichheit in der anderen Person an, die diese auch zuzulassen und zu zeigen vermag.

Für eine Berührung ist räumliche Nähe notwendig, Nähe ist somit eine notwendige Bedingung. Wie sieht es aber mit emotionaler

31 Wagener, U. (2000). Fühlen – Tasten – Begreifen. Berührung als Wahrnehmung und Kommunikation. Oldenburg: bis, Bibliotheks- und Informationssystem der Universität Oldenburg.

Nähe aus? In gewisser Weise sind Nähe und Distanz Bedingungen für Berührung, gleichzeitig aber auch ihre Konsequenzen. Wenn Nähe und Vertrautheit da sind, findet eine Berührung leichter und eher statt, und die Fähigkeit, wieder Distanz herzustellen, ist notwendig, um erneut in Kontakt treten zu können. Körperliche und emotionale Nähe bedingen sich zum Teil gegenseitig. Man kann eine Person körperlich berühren, weil sie einem emotional nah ist, und damit einen bestehenden Zustand festigen. Eine Berührung kann dann Ausdruck einer Nähe sein, die bereits da ist, und diese Nähe zusätzlich vertiefen. Durch eine Berührung in Achtsamkeit kann jedoch auch eine noch nicht vorhandene emotionale Nähe entstehen und wachsen, wie oftmals in einem tantrischen Massage-Setting zu beobachten ist, in dem sich Menschen begegnen, die bis dahin keinen Kontakt zueinander hatten. Berührung ist eine Kommunikation der Nähe, weil sie Nähe herstellen und ausdrücken kann, auch in Situationen, in denen Sprache umständlich und weniger präzise wäre oder von den Beteiligten nicht verstanden würde.[32]

Tanzende Berührungen

Achtsame Berührung ist ein sinnlicher Tanz, bei dem sich im Vertrauen auf intuitives Wissen und körperliche Intelligenz die Frage von Geben und Nehmen, von Führen und Geführtwerden nicht mehr stellt. Berühren ist Berührtwerden, das eine fließt in das andere über. Eine solche berührende Begegnung ist dann viel mehr ein Geschehenlassen dessen, was gerade ist. Sie ist ein Loslassen dessen, was sein sollte, während man der eigenen inneren Melodie lauscht. Achtsame Berührung ist eine Begegnung, die Heilung bringen kann, ohne Anstrengung, ganz von selbst, da, wo die Stürme des Lebens auf der Insel der Lust ihre Spuren hinterlassen haben. Achtsame Berührung ist Meditation in Aktion, wobei die Aufmerksamkeit zugleich im Innen und im Außen ist. Dieser stille, innere, achtsame Zustand drückt sich über die Bewegung berührender Hände aus, tritt in einen

32 Ebd.

freudig tanzenden Dialog mit dem*der anderen ein und erzeugt ein tiefes Gefühl der Verbundenheit mit sich selbst und dem Gegenüber. Es ist eine Verbundenheit, zu der die Sprache kaum fähig ist. Die Voraussetzung für diese meditative Kommunikation ist der Zustand der Achtsamkeit während der Massage. Berührungen, die ohne Achtsamkeit ausgeführt werden, sind mechanisch, distanziert, bleiben an der Oberfläche und können die menschliche Seele nicht berühren.[33]

Zu wenig Berührung – warum?

Der ambivalente Ruf von Berührung in unserer Gesellschaft hat tiefe Wurzeln in unserer sexualfeindlichen Geschichte. Insbesondere Frauen hatten darunter zu leiden. Ihnen wurde – und wird zum Teil immer noch – jedes Recht auf eine eigene oder gar selbstbestimmte Sexualität abgesprochen.[34] Noch Ende des letzten Jahrhunderts wurde von einer „guten" Frau erwartet, dass sie von sexuellem Genuss nichts wusste. Wenn sie Anstalten machte, derartige Empfindungen zu entwickeln, wurde sie grausam verhöhnt, gesellschaftlich missachtet oder als „hysterisch" oder anderweitig „krank" bezeichnet.[35] Sexualität galt einst als heilige Handlung. Doch heute ist es für einen im westlichen Kulturkreis aufgewachsenen Menschen kaum möglich, ohne langwierige geistige Bemühungen die Ansichten der alten Welt nachzuvollziehen, in der Sexualität als eine Erfahrung göttlichen Vergnügens oder ein Vorgeschmack des Himmels galt.[36]

Diese Tabuisierung von Sexualität und Erotik hat jedoch zur Folge, dass die Bedeutung und subtile Präsenz des tabuisierten Themas verstärkt werden und dass jede Berührung zu einer potenziell sexuellen wird. Das Tabu wirkt sich somit auf viele Bereiche aus: Gleichzeitig mit

33 Stötter, A., Stötter, D. (2014). Tief berührt. Die Kunst der Achtsamkeitsmassage. In: http://www.tief-beruehrt.com/wp-content/uploads/2017/02/Tief-Beruehrt-Leseprobe.pdf. Norderstedt: Verlag: BoD – Books on Demand, gesehen am 27.10.2019.

34 Eine pre-orgasmische Klientin Ende zwanzig antwortete neulich auf die Frage, wer was dagegen hätte, wenn sie eine lustvolle, orgasmusfähige Frau werden würde, ohne lange zu überlegen: „Meine Brüder, mein Vater, meine Mutter." Diese Antwort zeigt, wie fest verwurzelt die Vorurteile gegenüber Frauen und ihrer Lustfähigkeit heute noch sind.

35 Walker, B. G. (2004). Das geheime Wissen der Frauen. Ein Lexikon. Engerda: Arun-Verlag.

36 Ebd.

der sexuellen Berührung werden viele freundschaftliche Berührungen verdammt, und das Berührungsrepertoire wird eingeschränkt. Auch die Sexualität selbst unterliegt Beschränkungen und ist von einem sehr begrenzten Verständnis körperlicher Liebe geprägt.

Berührung lernen

Als nonverbales Kommunikationsmedium kann achtsame sinnliche Berührung gelernt werden. Es gilt allerdings zu unterscheiden, ob man diese Berührungskunst aus persönlichen Gründen lernen möchte, um das eigene sinnliche Potenzial zu erweitern, oder ob das Interesse eher einer professionellen Motivation entspringt, aus dem Wunsch heraus, mit dieser Form der Körperarbeit tätig zu werden.

Für diejenigen, die professionelle Ziele verfolgen, gibt es qualifizierte und zertifizierte Ausbildungsmöglichkeiten, die einen fundierten Hintergrund in dieser speziellen Form von Heilmassage vermitteln. In vielen Fällen haben sich Praktizierende in dieser Massageform weiterbilden lassen und sind selbst Sexualberater*innen und -therapeut*innen geworden.[37] Menschen mit dieser Ausbildung sind in der Lage, eine professionelle Tantramassage im Rahmen einer Einzelsession durchzuführen sowie einzelne Elemente davon innerhalb einer Sexual- und/oder Paarberatung anzuleiten.[38] Zusätzlich zum Einzelangebot bieten viele Tantra-Institute zahlreiche Möglichkeiten der Selbsterfahrung an, in denen das Erleben und das Praktizieren der Tantramassage oft im Mittelpunkt stehen. Hier lässt sich achtsame sinnliche Berührung gut für den „Privatgebrauch“ erlernen.

Wie eine Kollegin, die sowohl eine akademische sexologische Ausbildung hat als auch in der Leitung neo-tantrischer Selbsterfah-

---

37 Beim ersten Durchgang der Ausbildung in Sexocorporel 2010–2012, die in Hamburg unter der Leitung von Peter Gehrig und Karol Bischof auf Einladung von Dr. med. Birte Nachtwey stattfand, waren die Hälfte der ca. 45 Teilnehmenden Menschen mit neo-tantrischem Hintergrund, die meisten von ihnen Praktizierende dieser Heilkunst und/oder selbst Therapierende und/oder Leitende von Tantra-Instituten. Auch in den weiteren Durchgängen war der Durchschnitt ähnlich. Das heißt, dass die Hälfte der Teilnehmenden an der Ausbildung in Sexocorporel seit ihren Anfängen in Deutschland einen neo-tantrischen Hintergrund haben, den sie in ihre Arbeit einfließen lassen und weitervermitteln.

38 Tantramassagen auf der Grundlage einer zertifizierten Ausbildung anzubieten, ist seit Mai 2015 ein anerkannter Beruf (vgl. Tantramassage-Verband e. V., 2019).

rungsgruppen tätig ist, ebenfalls betont, ermöglichen Berührungen in Achtsamkeit einen intensiven Kontakt mit dem Gegenüber und sind wesentliche sinnliche Erregungsquellen. Routinierte und teilnahmslose Berührungen führen hingegen schnell zu Desinteresse und Lustlosigkeit und hinterlassen häufig mehr Gefühle des Getrenntseins als der Verbundenheit. Deshalb spielen die Qualität der Berührung und die Präsenz im Kontakt eine zentrale Rolle in der intimen Begegnung[39] - sei es in der Rolle der Person, die eine professionelle Heilmassage gibt, oder in der Rolle derjenigen, die die persönliche Erfahrung sucht.

Auswahlkriterien für eine Tantramassage als Heilmassage

Als Unterscheidungskriterium für die Wahl einer professionellen Heilmassage empfiehlt es sich, sich über die Ausbildung der anbietenden Person zu informieren und sicherzustellen, dass diese auch fundierte sexologische Kompetenzen und ausreichende Praxiserfahrung vorzuweisen hat. Wo hat diese Person ihre Tantramassage-Ausbildung absolviert? Ist diese Ausbildung vom Tantramassage-Verband anerkannt oder bietet sie ein ähnlich zertifiziertes Qualitätsniveau an? Welche Praxiserfahrung hat dieser Mensch und welche Zusatzqualifikationen kann er vorweisen? Darüber hinaus wären eine zusätzliche therapeutische und/oder sexologische Ausbildung eine weitere Garantie, vor allem dann, wenn diese Massage als ein Selbsterfahrungsweg verstanden wird, bei dem womöglich kritische Themen in der eigenen sexuellen Geschichte berührt und Probleme angesprochen werden könnten. Im Massage-Setting sollte auch die Möglichkeit bestehen, im Gespräch vor und nach der Session die Beweggründe zu erkunden sowie das Erlebte zu reflektieren, um es im eigenen Leben besser integrieren zu können.

---

39 Sparmann, J. (2018). Lustvoll Körperwärts: Körperorientierte Methoden für die Sexuelle Bildung von Frauen (Angewandte Sexualwissenschaft). Gießen: Psychosozial-Verlag.

Kapitel 3: Sinnlicher Reiseführer

Jenseits von richtig und falsch liegt ein Ort.
Dort treffen wir uns.

Dschalal ad-Din al-Rumi

Sich auf der Insel der Lust zurechtzufinden ist nicht immer leicht. Die verschiedenen Wege kreuzen sich oft und führen manchmal im Kreis herum oder zu solch schönen Ausblicken, dass wir nicht mehr genau wissen, was wir zuerst anschauen sollen. Darum möchte ich einen sinnlichen Reiseführer anbieten, der uns die Sehenswürdigkeiten aufzeigt und gleichzeitig die Koordinaten liefert, um den eigenen Weg in der komplexen Welt menschlicher Sexualität nicht zu verlieren.

Menschliche Sexualität ist ein vielschichtiges, komplexes Phänomen, das eine ganzheitliche Betrachtung erfordert, um in seiner Fülle erfasst zu werden. Sexualität ausschließlich aus einer Beziehungsperspektive zu definieren und charakterisieren zu wollen, erfasst sie nicht in ihrer ganzen Komplexität. Genauso einschränkend wäre es, nur die medizinischen Aspekte oder die sogenannten körperlichen sexuellen Lernschritte im Sexualleben des Menschen zu erwähnen, d.h., wie ein Mensch gelernt hat, mit seinem Körper und seinem Genital umzugehen. Darüber hinaus darf nicht vergessen werden, dass das Sexualleben jedes einzelnen Menschen immer mit der individuellen Geschichte und psychosexuellen Entwicklung zu tun hat. Diese enthält oft unerwartete Schlüssel, die, einmal entdeckt,

Räume eröffnen, die Erstaunliches, oft Unerwartetes über uns und unser Sexualleben verraten.

Welche Aspekte spielen eine Hauptrolle in der Sexualität? Wie lässt sich diese Komplexität so weit erklären, dass wir in der Lage sind, kleine oder größere Zusammenhänge besser zu verstehen und dementsprechend Veränderungen in unserem Sexualleben herbeizuführen?

Am besten lässt sich menschliche Sexualität wie ein Kontinuum an verschiedenen Empfindungen und Gefühlen, Wünschen und Bedürfnissen, Idealen und Glaubenssätzen, Erwartungen und Grenzen beschreiben, die in ein bestimmtes Beziehungsumfeld eingebettet sind und von soziokulturellen - mitunter religiösen - Faktoren zusätzlich beeinflusst werden. Diese unterschiedlichen Aspekte menschlichen Daseins vermischen sich untereinander und beeinflussen sich gegenseitig. Diese Komponenten sind einerseits angeboren und auf der anderen Seite zum größten Teil das Ergebnis psychosexueller Lernschritte, die im Laufe des Lebens, vom ersten Lebenstag - womöglich bereits im Mutterleib - bis zum letzten durchlaufen werden. Sie sind zum Teil veränderbar, weil sie das Resultat von Lernprozessen und nicht vom Schicksal bedingt sind.

Um einen besseren Überblick zu bekommen, unterscheide ich vier größere Bereiche, und zwar die Hauptkoordinaten für die Reise auf unserer Insel:

- Körper und Sexualität: Was passiert genau im Körper, wenn es um Sex geht? (siehe Kap. 4)
- Sexuelle Ideale, Normen und Glaubenssätze: Was denken wir und wie beeinflussen diese Gedanken unser Sexualleben? (siehe Kap. 5)
- Wahrnehmen und Fühlen: Wie erleben wir Sexualität? Es ist in erster Linie die Antwort auf die Frage: Wie fühlt man sich als sexuelles Wesen? Welche Bedürfnisse, Wünsche und Fantasien sind damit verknüpft? (siehe Kap. 6)
- Die Beziehungsebene

Die ersten drei Ebenen betreffen das eigene Ich: Körper, Geist und Seele, drei Bereiche des Selbst, die hier etwas künstlich voneinander getrennt werden, um das Verständnis des komplexen Zusammenspiels und der gegenseitigen Beeinflussung zu erleichtern.

Im Austausch mit anderen kommt die vierte Ebene ins Spiel. Meist zeigen sich sexuelle Konflikte in Beziehungen zu anderen. Du und ich: Sex und Liebe, das ist die Ebene, auf der Beziehung stattfindet. Einerseits die sogenannten erwachsenen Beziehungen, bei denen meist die sexuellen Probleme sichtbar werden; auf der anderen Seite unsere Primärbeziehungen zu Mutter und Vater, die eine wesentliche Rolle in der Entwicklung der Fähigkeit spielen, als Erwachsene sexuelle Befriedigung und Erfüllung beim Sex zu erleben (siehe Kap. 7).

Diese vier Dimensionen, die unsere Sexualität ausmachen, sind von kulturellen und religiösen Aspekten der Gesellschaft, in der wir jeweils aufwachsen und leben, geprägt. Oft werden sie übersehen und haben dennoch einen bedeutsamen Einfluss auf unser Sexualleben.

Begleitet werden wir dabei von den Erfahrungen der drei Protagonisten, die ihre Einsichten zu verschiedenen Themen zum Ausdruck bringen. Aber zunächst schauen wir, welche Beweggründe Sarah, Marion und Anton hatten, auf die Reise zur Insel zu gehen, achtsame, sinnliche Berührung zu erleben und zu praktizieren.

Warum gehen Menschen auf diese Reise?

Sarah, Marion und Anton haben sich aus verschiedenen Gründen diesem Erfahrungsraum genähert und öffneten sich über einen längeren Zeitraum dem neuen Erleben. Sie erlebten die Tantramassage sowohl in Einzelsessions als auch im Rahmen verschiedener Kurse, in denen achtsame, sinnliche Berührung gelehrt wurde. In den Kursen sammelten sie sowohl in der empfangenden als auch in der gebenden Rolle Erfahrungen. Die klare Rollentrennung ermöglichte es ihnen, verschiedene Erfahrungen zu machen, die sie wahrscheinlich in einem anderen Setting nicht hätten machen können.

Aber was waren die Beweggründe, sich mit achtsamer, sinnlicher Berührung zu beschäftigen? Warum gehen Menschen auf diese Reise?

Etwas im Leben verändern wollen, heilen und sich selbst spüren

Für Sarah war es vorrangig der Wunsch, sich mit ihrem Körper zu beschäftigen und die für sie traumatisierende Erfahrung bei der Geburt ihrer Tochter zu heilen. Darüber hinaus suchte sie „weitere alternative Räume jenseits der konventionellen partnerschaftlichen Zweisamkeit, in denen es möglich ist, andere Formen von Sinnlichkeit, Erotik und Sexualität zu leben“. Das Bedürfnis nach Berührung, losgelöst von einer partnerschaftlichen Konstellation, kann ein wichtiger Motor für die Suche nach dieser Form von Erfahrungsräumen sein. Hier erfährt man sinnliche tiefe Berührung, ohne eine konventionelle Liebesbeziehung leben zu müssen. Für Sarah, die sowieso bereits in polyamourösen Verhältnissen lebte, bedeutete dieser besondere Aspekt keine große Überwindung.

„Etwas im Leben verändern zu wollen“, war für Marion der Hauptgrund. Ihre Beziehung war gescheitert – und wie sie traurig zugab –, ihr „ganzes Leben war zu einem Stillstand gekommen“, sie „fühlte sich wie gelähmt und brauchte neue Impulse“. Dass sie beim Sex keinen Höhepunkt durch Geschlechtsverkehr hatte, war für sie eine zusätzliche Motivation. Sie wollte etwas verändern und wurde umso neugieriger, als sie über diese Berührungsform las. Was verbarg sich hinter dem Begriff ‚Tantramassage‘? „Zum damaligen Zeitpunkt – vor der Trennung – war in meiner Beziehung Stillstand in Bezug auf Sexualität, Nähe und Berührung“, bedauerte Marion.

Für Anton war es ähnlich. Er wollte trotz Beziehung etwas „Eigenständiges tun, sich als sexuelles Wesen auch ohne Partnerin erleben“. Er war frustriert darüber, dass der Sex mit seiner Partnerin nicht befriedigend war und dass er immer wieder Erektionsstörungen hatte oder zu früh kam. Da sich seine Frau zu dem Zeitpunkt weigerte, die Therapie mitzumachen, und auch zu Hause kein Interesse an den Fortschritten und Anregungen ihres Partners zeigte, entschied sich Anton, einen weiteren Schritt allein zu gehen. Sein Ziel war es, sein sexuelles Potenzial zu entfalten und die Wirksamkeit der Sexualtherapie auf die Probe zu stellen.

Auch das Bedürfnis, eine andere ‚Sprache', einen neuen Zugang zum Sex zu finden, ist ein möglicher Beweggrund. Der Wunsch nach einer zusätzlichen Möglichkeit, den erotischen Raum zu erweitern, kann Menschen dazu bringen, sich dieser Berührungsform anzunähern: „Ja, ich wollte einen neuen Weg in der Erotik", sagt Anton entschieden, „ich fand immer, dass ich viel zu schnell beim Sex gelandet bin."

Sinnlichkeit, Erotik und Sex: Alles eins?

Bei dieser Behauptung von Anton bin ich hängen geblieben. Die Begriffe Sinnlichkeit, Erotik und Sex tauchen im Gespräch immer wieder auf und werden oft sowohl als Synonyme verwendet als auch um unterschiedliche Momente und Aspekte der Intimität zu beschreiben. Mich interessierten die tatsächlichen Bedeutungen, die dort hineingelegt werden. Ich habe versucht, diese Begriffe mit meinen Worten kurz zu definieren, auch wenn jeder sicherlich eigene Assoziationen mit diesen Begriffen verbindet.

Sinnlichkeit lässt sich als Hingabe an das angenehme Erleben von Sinneseindrücken, das Erwachen wohliger Sinneswahrnehmungen, wie bspw. sanfte Berührungen, ansprechende Düfte oder köstliche Speisen, beschreiben. Erotik hingegen ist eine vitalisierende Kraft, die den Menschen ganzheitlich erfasst und alle Dimensionen seines Seins ergreift: der Körper, der erotisch aufgeladen und als elektrisiert erlebt wird, die Seele, die von Lebenslust ergriffen wird, und der

Geist, der Motivation und Interesse zeigt. Erotik wird in der Regel als Einladung zur sexuellen Annäherung erlebt.

Und schließlich der Sex, eine Betätigung, die die Genitalorgane miteinbezieht und die in der Regel zum Geschlechtsverkehr führt. Bei heterosexuellem Sex ist dies in der Regel die Penetration der Vagina durch den Penis. Bei homosexuellem Sex ist es Analsex, Penetration durch Sextoys sowie jede Form von manueller Stimulation und/oder Oralsex.

Sinnlichkeit, Erotik und Sex bilden für mich einen gemeinsamen Pfad auf der eigenen Insel, der hier und da eine unerwartete Wendung nimmt und neue Erlebnisse beschert. Dieser Weg dehnt sich zwischen sinnlichen Wahrnehmungen, durch erotische Zwischentöne bis hin zum sexuellen Akt im engeren Sinne des Wortes (das heißt dem Geschlechtsverkehr) aus. In den Erzählungen der drei Protagonisten ist das Bedürfnis nach mehr Sinnlichkeit in der intimen Begegnung sowie der Wunsch nach intensiveren erotischen Momenten im Gegensatz zum schnellen zielorientierten Sex immer wieder sichtbar geworden.

Es bleiben dennoch die individuellen Unterschiede, weil das, was für den einen sinnlich oder erotisch ist, für die andere nicht zwangsläufig auch so ist. Das Gleiche gilt für den Sex. Nicht jeder verbindet mit diesem Wort die gleiche Betätigung. Vielleicht lädt diese kurze Auseinandersetzung mit den drei Wörtern dazu ein, sich selbst zu hinterfragen, was genau man damit meint. Welche Assoziationen erwecken diese Worte? Was davon fehlt eventuell im eigenen Sexualleben?

Kapitel 4: Körper und Sexualität

Der Körper ist ein Fluss, wenn man ihn fließen lässt.

Susanna-Sitari Rescio

Sexualität hat natürlich mit unserem Körper zu tun. Unser Körper lebt und ist die sinnliche Insel, auf der unser Sexualleben stattfindet. Er ist das Medium für sinnliche, erotische und sexuelle Empfindungen, die sich wie eine Welle mal sanft und zart, mal stürmisch und wild ausbreiten können. Auf der Insel gibt es Buchten und Täler, die die Landschaft bestimmen. Dazwischen gibt es offene Flächen, Wälder und Wiesen, die gestaltet werden können. Diese verändern sich im Laufe des Lebens und folgen unserer persönlichen Entwicklung in einem wechselseitigen Zusammenspiel. Was genau sich auf dieser Insel befindet, erfahren Sie in diesem Kapitel.

Das biologische Geschlecht

Zur körperlichen Ebene der Sexualität gehören zunächst Faktoren, die sich nicht ohne Weiteres verändern lassen, wie z. B. das biologische Geschlecht und das Alter. Die altersbedingte Zu- oder Abnahme bestimmter Hormone kann bspw. einen Einfluss auf das sexuelle Erleben haben.[40] Der Alterungsprozess spart die Sexualität nicht aus und beeinflusst auch die Art und Weise, wie der Körper auf sexuelle Reize reagiert.

40 Die Abnahme von Testosteron kann zu Potenzstörungen führen und Östrogenmangel kann Trockenheit in den vaginalen Schleimhäuten verursachen.

Von Anfang an hat auch das biologische Geschlecht erhebliche Konsequenzen auf die gesamte Gestaltung der Sexualität. Ob wir als biologische Frauen, Männer oder als Intersexuelle – als Menschen, deren Geschlecht sich nicht eindeutig einordnen lässt – zur Welt kommen, bestimmt meist (noch immer) die Art und Weise, wie wir sozialisiert werden. Das betrifft, unter anderem, die Erwartungen, die an uns in Bezug auf unser sexuelles Verhalten auf der Basis unseres biologischen Geschlechts gestellt werden. Dieser von vielen als ‚natürlich' definierte Zusammenhang wird in der Sexualwissenschaft kritisch betrachtet. Verschiedene Autor*innen – u.a. Judith Butler – stellen bspw. diese automatische Verbindung infrage.

Die biologische Differenz erleichtert zwar einerseits die Zuschreibung von Werten, Eigenschaften und Glaubenssätzen, wie Mann und Frau sich zu verhalten haben und wen sie begehren sollten. Es gibt aber auf der anderen Seite anscheinend keine reale feste Verbindung zwischen Geschlecht, Geschlechterrolle, Begehren und Orientierung, jedenfalls nicht so eng und absolut, wie man sonst ohne Weiteres gewohnt ist, es hinzunehmen.[41]

Auf der Insel ist es möglich, so gut wie alles infrage zu stellen, unter anderem auch die scheinbar schicksalhafte Verbindung zwischen biologischem Geschlecht und sexuellem Verhalten, Geschlechterrolle und Orientierung.

Sind Sie noch Hetero oder pendeln Sie schon?

Ausgehend von einer vermeintlich biologisch-geschlechtlichen eindeutigen Differenz[42], die heute nicht mehr ohne Weiteres in der Sexualwissenschaft als Tatsache hingenommen wird, hat sich eine im

41 Butler, J. (1991). Das Unbehagen der Geschlechter. München: SV.

42 Diese Differenz bezieht sich auf den bei Geburt sichtbaren Teil des Geschlechts – der auch häufiger nicht klar einzuordnen ist, jedoch trotzdem eingeordnet wird – und nicht auf die anderen genauso ausschlaggebenden Aspekte wie Chromosomen, Gonaden, Hormone und innere Geschlechtsteile, welche auch nicht in zwei, sondern in verschiedenen Versionen auftreten können. Vgl. Karkazis, K. (2019). Stop talking about testosterone – there's no such thing as a ‚true sex'.

Laufe der Geschichte tief verankerte Sichtweise auf Geschlechtlichkeit entwickelt, die sogenannte Heteronormativität. Dieser entsprechend ist es ‚normal', dass sich bspw. eine biologische Frau auch als solche fühlt (= Geschlechtsidentität) und sich als solche verhalten soll (= Gender/Geschlechterrolle), dass ihr sexuelles Verhalten ‚weiblich' sein soll, sich ihr sexuelles Interesse selbstredend auf Männer richtet und sie auch Kinder bekommen soll. Das gilt entsprechend umgekehrt auch für Männer.

Diese Sichtweise basiert auf der Feststellung des kindlichen Geschlechts bei der Geburt, das, wie ich bereits beschrieben habe, nicht immer so eindeutig ist, wie man lange geglaubt hat. Diese Tatsache wirft ein neues Licht auf die vermeintlich ‚natürlichen' Unterschiede zwischen ‚Männern' und ‚Frauen' und basiert auf den aktuellen biologischen Theorien der Geschlechtsbestimmung, die die Vielfalt geschlechtlicher Ausprägungen betonen.[43] Dementsprechend geht die heutige Tendenz in der Sexualwissenschaft in die Richtung, Geschlechtlichkeit – also sexuelle Identität, Verhalten und Orientierung – als Kontinuum mit einem homo- und einem heterosexuellen Pol sowie einem weiblichen und einem männlichen Pol für jeden Menschen zu sehen. In diesem Kontinuum bewegen wir uns ein Leben lang und unsere Sexualität kann sich in unterschiedliche Richtungen entwickeln und sich immer wieder verändern.

Haben Sie sich schon mal gefragt, ob Ihr sexuelles Begehren und Verhalten und auch Ihre sexuelle Orientierung immer ganz klar ‚hetero' sind?[44] Haben Sie sich Gedanken darüber gemacht, ob Ihre sexuellen Verhaltensweisen, Wünsche und Fantasien immer zu hundert Prozent kongruent zu Ihrem – angenommenen – biologischen Geschlecht gewesen sind und zu den heteronormativen Erwartungen und Zuschreibungen passen, die an Sie auf der Basis Ihres biologischen Geschlechts herangetragen werden?

43 Voß, H. J. (2011). Geschlecht. Wider die Natürlichkeit. Stuttgart: Schmetterling Verlag.

44 Angenommen, Sie haben sich bis heute als heterosexuell mit einer eindeutigen Geschlechtsidentität auf der Basis eines eindeutigen biologischen Geschlechts definiert.

ÜBUNG: WAS MACHT WEIBLICHKEIT AUS?

Ich möchte Sie zu einer kleinen Übung einladen, die Sie allein oder mit anderen Menschen zusammen durchführen können. Dafür schreiben Sie Attribute und Eigenschaften auf, die Sie spontan einer biologischen Frau zuschreiben würden. Welche Aspekte machen für Sie Weiblichkeit aus? Nehmen Sie sich ein paar Minuten Zeit dafür.

Darf ich raten? Haben Sie auch einige der folgenden Attribute aufgelistet? Herzlich und kraftvoll, stolz, ruhig, zufrieden, jemand, der etwas aus sich macht, sich in Szene setzt, verspielt und erfolgreich, sexuell und genussvoll? Das sind die Aspekte, die bei einem meiner letzten Ausbildungsseminare genannt wurden, als ich den Teilnehmenden diese Frage gestellt habe. Ich würde Sie nun bitten, sich zu überlegen, ob diese Eigenschaften nicht auch auf Männer zutreffen könnten. Sind ‚richtige' Männer nicht auch manchmal stolz, ruhig oder zufrieden? Erfolgreich und verspielt und alles andere auch, was noch genannt wurde? Wenn Sie genauso erstaunt sind wie meine Studierenden, freue ich mich. Die Liste ging weiter und am Ende war das Ergebnis interessant: Unabhängig vom Geschlecht ordnen wir eigentlich genau die gleichen Attribute Männern wie Frauen zu, sowohl was die sexuelle Ausstrahlung wie auch Anziehung angeht. Vor allem ihre sexuelle Selbstsicherheit, ihre Präsenz, ihre erotische Kompetenz, die Sinnlichkeit und die Intensität, mit der sie sich ausdrücken, sowie die Gelassenheit und die Verspieltheit, der Humor, die Intelligenz und die Integrität sind wichtige Attribute, die auf beide zutreffen können.

Die drei Protagonisten in diesem Buch werden zu diesem Thema ihre persönlichen Erfahrungen beschreiben. Dabei schildern sie ihre Erkenntnisse, die die Lesenden vielleicht erstaunen mögen, aber die dennoch real sind.

Sexuelle Lernschritte

Wir können unsere Insel nicht immer beliebig gestalten, wie wir möchten. Auch hier gibt es Grenzen. Dazu gehören die unterschiedlichsten Erkrankungen, die teilweise oder gänzlich unser Sexualleben beeinflussen und einschränken können. Auch die dafür erforderlichen Medikamente können eine negative Wirkung auf das sexuelle Erleben haben. Lustlosigkeit tritt häufiger bei der Einnahme von Antidepressiva, Potenzstörungen bei Diabetes, kardiovaskulären Erkrankungen oder bei chirurgischen Eingriffen, wie etwa einer Prostatakrebs-OP, auf.

Der regelmäßige Alkohol- und Nikotinkonsum sowie der Gebrauch von Rauschmitteln, wenig Bewegung und eine zu reichhaltige Ernährung wirken sich auf Dauer und je nach individueller Verfassung ebenso negativ auf die sexuelle Funktionalität aus.

Auch wenn Erkrankungen uns oft hilflos machen, haben wir auf unsere gesamten Lebensgewohnheiten meist mehr Einfluss, als wir glauben. Dennoch bedeutet dies, dass wir etwas in unserem Leben, in unserem Alltag proaktiv ändern müssen. Und genau das sind die Wiesen und Wälder auf der Insel, die wir weitgehend mitgestalten und pflegen können. Dazu gehören die vielschichtigen Lernschritte, die dazu führen, dass wir unseren Körper bewohnen und generell achten sowie unser erotisches Potenzial entfalten. Mit anderen Worten: Hier geht es um die Art und Weise, wie ein Mensch im Laufe seines Lebens – meist in der Kindheit und Jugend – gelernt hat, mit seinem Körper, seiner Geschlechtlichkeit, mit seinem Genital und dem angeborenen Erregungsreflex umzugehen: Wie hat dieser Mensch gelernt, seinen Körper zu achten, ihn nicht als selbstverständlichen Mitläufer, sondern als einen wesentlichen Aspekt im eigenen Leben zu betrachten, der gleichwertig wie der eigene Intellekt oder die eigene Seele ist? Wie hat er gelernt, seinen Körper einzusetzen, wie die Erregung auszulösen, welche Art der Berührung, direkt, indirekt, mit unterschiedlichem Druck, welche inneren Bilder, erotischen Skripte, welche Erwartungen und Verbote sind damit assoziiert und welche Gefühle spielen eine wesentliche Rolle?

Gerade der Aspekt ‚eigener Erregungsmodus' hat eine zentrale Bedeutung in der späteren erwachsenen Sexualität und bildet das, was ich als ‚sexuelle Muttersprache' bezeichne. Diese bildet die Ausgangsbasis für die spätere sexuelle Kommunikation mit dem sexuellen Gegenüber. Um bei der Metapher zu bleiben: Genauso wie es Sprachen gibt, die von vielen Menschen verstanden werden und wodurch die Kommunikation erleichtert wird, gibt es ‚Sprachen', die nicht so leicht verständlich und zu wenig bekannt sind. Es gibt tatsächlich Erregungsmodi, die in der Autoerotik gut funktionieren, weil wir quasi ‚Selbstgespräche' führen, die aber leider nicht so partnerkompatibel sind, weil das Gegenüber nicht unsere ‚Sprache' beherrscht und die Kommunikation so gewissermaßen eingeschränkt ist. Genauso wie Sprachen lassen sich auch weitere Modi erlernen bzw. der eigene Modus lässt sich erweitern. Während die eigene sexuelle Muttersprache erhalten bleibt, kommen weitere Ausdrucksmöglichkeiten hinzu. Aber wie genau lässt sich unser Erregungsmodus am besten erweitern?

In diesem Buch zeige ich, wie durch achtsame sinnliche Berührungen des Gegenübers genau diese Ausdrucksfähigkeit geübt und erweitert wird. Dabei entfaltet sich dementsprechend das ‚kommunikative' Potenzial beim Sex. Denn schließlich ist Sexualität unter vielen anderen ein nonverbales Kommunikationsmedium und wir können immer neue Wege der Kommunikation finden, die den Kontakt zum anderen erleichtern. So wie Anton, der im Laufe seiner Erfahrungen merkte, dass sich etwas geändert hat: „Im Kontakt mit meiner Partnerin bin ich sehr viel aufmerksamer und langsamer geworden", sagt er. „Ich achte immer mehr auf die Art der Berührung und frage meine Partnerin mehr, was sie braucht und wie sie gerne intim berührt werden möchte", erzählt er weiter.

Leider wird mir in der Praxis oft erzählt oder manchmal auch nur angedeutet, dass sich die Berührungen - vor allem auch die Intimberührungen - nicht wirklich angenehm anfühlen. Meine Klient*innen erzählen, dass ihnen oft der Mut fehlt, das anzusprechen. Manchmal tun sie es doch, aber es reicht trotzdem nicht, weil sie selbst nicht genau sagen können, wie sie es gerne hätten. Oder der Partner weiß einfach nicht, wie er oder sie es anders machen könnte. „Ja, es stimmt, ich habe meinem Partner oft gesagt, er soll mich anders berühren", erzählt Marion, „aber er wusste auch nicht wirklich, was er anders machen sollte, und ich konnte ihm zu dem Zeitpunkt nicht weiterhelfen. Heute ist es anders geworden, heute habe ich ein anderes Gefühl für meinen Körper und mein Geschlecht." In der intimen Zweisamkeit ist es manchmal frustrierend, Berührungsanregungen zu geben, die dann nicht gleich den gewünschten Effekt haben. In einer angeleiteten Übungssituation hingegen oder im professionellen Rahmen einer Einzelsession - so wie es die drei Protagonisten in diesem Buch erlebt haben - kann man sich mit mehr Offenheit und Gelassenheit auf eine Forschungsreise begeben, ohne den Druck zu verspüren, alles ‚richtig' machen zu müssen oder gleich ‚richtig' zu reagieren, weil sich der andere besonders bemüht hat.

Sex mit dem Partner oder der Partnerin: Anstrengend oder lustvoll?

Kennen Sie das auch? Sie sind verliebt, Ihr Gegenüber auch, es läuft alles den richtigen Weg, aber ... der Sex, der ist irgendwie nicht so, wie er sein könnte. Sie merken, dass er immer wieder Mühe macht, ja, tatsächlich, etwas anstrengend wird. Sarah selbst spricht genau über dieses Thema, das ihr durch die Praxis achtsamer sinnlicher Massagen deutlich wurde. „Ich kann mich schon das eine oder andere Mal daran erinnern, dass ich es irgendwie anstrengend fand, den Partner intim zu stimulieren. Dabei dachte ich: Jetzt kannst du aber mal kommen. Ich hatte dann in dem Moment das Gefühl, es eben nur für den anderen zu tun. Etwas zu tun, was man meint, tun zu müssen. Aber ich war nicht mehr wirklich dabei und spürte, wie ich den Kontakt zu meinem Partner verlor. Das ist etwas, was mir heute nicht mehr passiert", erzählt sie mir ganz bestimmt.

Was Sarah anspricht, höre ich häufiger in meiner Praxis. Die mechanische Stimulation (bei sich selbst oder beim anderen) führt häufiger zu Unlust, weil diese Art der Stimulation anstrengend und einfallslos wirkt. Was vielleicht zu Anfang einer Beziehung und im Rausch der Verliebtheit gerne hingenommen wird, kann mit der Zeit zu Unlust führen.

Was passiert in solchen Fällen? Vermutlich handelt es sich hier um einen Menschen, der gelernt hat, die eigene Erregung durch viel Druck, Anspannung und mechanische Berührungen zu steigern. Diese Art der Erregungssteigerung kann für das Gegenüber beim Sex anstrengend werden, weil die Berührungen oder die Bewegungen beim Koitus sehr eintönig sind und unter relativ viel Anspannung stattfinden. Dies kann dazu führen, dass der emotionale Kontakt verloren geht. Über die Praxis der Achtsamkeit in der intimen Berührung intensiviert sich die Selbst-Wahrnehmung, die Anstrengung und der Kontaktverlust werden spürbar und Veränderung wird angeregt.

Was können Sie in solchen Situationen machen? Damit das Sex-Leben mit dem anderen nicht zu mühsam wird und auf Dauer die Lust daran verloren geht, ist es sinnvoll, etwas zu ändern. Zunächst ist es wichtig, auf sich selbst zu achten und rechtzeitig zu merken, wann man müde und angestrengt wird, anstatt angenehme Gefühle und Lust zu erleben. Das ist meist das Signal, dass man etwas ändern sollte. Außerdem ist es oft so, dass in der Intimität oftmals die Partner zu viel Verantwortung für das Wohlsein des Gegenübers übernehmen und zu wenig an das eigene sexuelle Wohlbefinden denken. Darum steht im Zentrum, sich selbst im Auge zu behalten und den roten Faden der eigenen Erregung und Lust nicht zu verlieren. Wenn das Gegenüber quasi unter Druck mit mechanischen Berührungen und Bewegungen reagiert, ist es auch seine Aufgabe, dafür zu sorgen, dass es beim Sex anders läuft! Also, es lohnt sich, den anderen liebevoll darauf hinzuweisen. Dabei macht es Sinn, solche Berührungen oder Bewegungen auszuführen, die für die gebende Person in dem Moment angenehmer und entspannter sind, auch wenn diese nicht zum ‚Ziel' (zum Höhepunkt) führen sollten. Denn eine mechanische Stimulation oder eintönige Bewegung beim Sex, die vielleicht am Anfang einer Beziehung noch in Kauf genommen wird, kann auf Dauer zum Lustkiller werden!

Durch die Praxis achtsamer sinnlicher Massagen verbessert sich die Körperwahrnehmung, man lernt, besser für sich zu sorgen. Sich „an einen anderen Ort begeben", wie Sarah erzählt, um sich beim Sex mit dem anderen wohler zu fühlen. Das führt mit der Zeit zu größerer Klarheit über Grenzen und Wünsche und macht den Sex entspannter und erfüllender.

Warum Berührung zentral ist

Berührung ist ein sehr komplexes und bedeutsames Phänomen im Leben eines Menschen. Auf der Insel der Lust spielt sie eine herausragende Rolle, sie ist auf eine grundlegende Art und Weise zentral und prägt unser Leben von früh an. Berührung ist und bleibt ein Leben lang wichtig. Darum spielt sie gerade in intimen Beziehungen eine zentrale Rolle. Wir können diese Komplexität aus verschiedenen Perspektiven betrachten: Fühlen, Tasten und Begreifen sind drei Worte, die Berührung und deren Wahrnehmung beschreiben und verschiedene Aspekte und Qualitäten dabei zum Ausdruck bringen.[45] Fühlen beschreibt eher das passive Empfinden einer Berührung, wir fühlen eine sanfte Brise auf der Haut oder den angenehmen Druck einer Hand auf der Schulter. Tasten ist das aktive Berühren. Begreifen ist die Verbindung zwischen Körper und Geist einerseits, wir greifen nach etwas und im Inneren formt sich ein Bild dessen, was wir berührt haben, und gleichwohl eine

45 Wagener, U. (2000). Fühlen – Tasten – Begreifen. Berührung als Wahrnehmung und Kommunikation. Oldenburg: bis.

Verbindung zum Objekt der Berührung andererseits.[46] Aber wie genau funktioniert Berührung? Das folgende Unterkapitel bietet einen Einblick in die komplexe Funktionsweise des Tastsinnes und in die Physiologie der Berührung.

Der Tastsinn: Seine Funktionsweise und Bedeutung

Ohne zu sehen oder zu hören kann der Mensch überleben, doch nicht ohne Tastsinn.[47] Ohne Tastsinn und seine verschiedenen Funktionen ist der Mensch nicht lebensfähig wie bspw. bei der Erkrankung ‚kutane Analgie', bei der kein kutanes Schmerzempfinden vorhanden ist.[48] Ohne dieses Sinnessystem wüssten wir nicht mal, dass wir existieren. Eine der Hauptfunktionen des Tastsinnes besteht darin, dass wir uns in jedem Moment unserer körperlichen Existenz bewusst sind. Wir denken uns nicht selbst, sondern wir fühlen uns. In jedem Augenblick, in jeder alltäglichen Situation sind wir uns unseres körperlichen Daseins gewiss. Durch den Tastsinn wird unser Geist zusammengehalten. Alle Informationen, die von den anderen Sinnen kommen, sind für diese Gewissheit entbehrlich. Jede Berührung aber ist lebenserhaltend und wird biologisch und psychologisch verarbeitet, ohne dass wir uns dessen zwingend bewusst sind. Täglich wird jeder Lebensbereich des Menschen durch das stille Wirken des Tastsystems beeinflusst und geprägt.[49] Bereits wenige Wochen nach Befruchtung der Eizelle ist die Fähigkeit ausgebildet, Berührungsreize auf der Körperoberfläche wahrnehmen zu können. Der sieben Wochen alte Embryo reagiert auf Berührungen der Lippen mit Zurückweichen des Kopfes sowie ganzkörperlichem Zucken. Zu diesem Zeitpunkt ist der menschliche Embryo ca. 16

---

46 Ebd.

47 Grunwald, M. (2017). Homo hapticus: Warum wir ohne Tastsinn nicht leben können. München: Droemer Knaur.

48 Montagu, A. (2004). Körperkontakt. 11. Auflage. Stuttgart: Klett-Cotta.

49 Grunwald, M. (2017). Homo hapticus: Warum wir ohne Tastsinn nicht leben können. München: Droemer Knaur.

Millimeter groß und kein anderer Sinn ist aktiv. Noch lange bevor die Ausbildung der inneren Organe mit der neunten Schwangerschaftswoche abgeschlossen ist, ist der sich entwickelnde Tastsinn in der Lage, Reize zu erkennen und auf diese zu reagieren. Diese Beobachtung zeigt auch, wie das sensorische und motorische System miteinander verbunden sind.[50]

Berührung und Bewegung

Die Fähigkeit, sich zu bewegen, erfordert auch schon im fetalen Stadium ein perfektes Zusammenspiel zwischen den Rezeptoren der Haut und den entsprechenden Strukturen innerhalb der Muskulatur, der Sehnen, des Bindegewebes sowie der Gelenke.[51] Millionen Informationen werden von den verschiedenen Sensoren, die in den Muskeln, Gelenken und Sehnenkapseln auch im Ruhezustand aktiv bleiben, an das neuronale System weitergeleitet. Dadurch ist es möglich, in jedem Moment die räumliche Lage und Position der Körperglieder in Relation zum gesamten Organismus zu ermitteln. Diese Teilleistung des Tastsinnsystems nennt sich Propriozeption. Ohne Propriozeption wären zielgerichtete Bewegungen nicht möglich.[52] Parallel dazu entwickelt sich die nach außen gerichtete Berührungssensitivität - die Exterozeption -, die Außenwahrnehmung von Lebewesen, wie zum Beispiel die Oberflächensensibilität. Die Entwicklung beider Fähigkeiten ist die Voraussetzung für die Streckbewegungen des Embryos und für die ersten Selbstberührungen am Gesicht ab der zehnten Schwangerschaftswoche. Noch wichtiger: Das Saugen des eigenen Daumens wird trainiert. Ohne diese Fähigkeit hätte das Neugeborene keine Überlebenschance, weil es diese zur Nahrungsaufnahme braucht. Das Zusammenspiel des Tastsinnes und des Bewegungssystems ist die biologische Voraussetzung dieser vorgeburtlichen Leistung.[53] Schließlich verdanken wir dem Tastsinn

50 Ebd.
51 Ebd.
52 Ebd.
53 Ebd.

auch die Fähigkeit, den inneren Allgemeinzustand wahrzunehmen. Diese Fähigkeit nennt sich Interozeption.
Die Kombination zwischen der wachsenden Bewegungs- und Berührungsfähigkeit ist auch die Voraussetzung, die später dem Baby und dann dem Kleinkind ermöglichen, den eigenen Körper zu erkunden und dabei sexuelle Reize zu erzeugen, die den Erregungsreflex auslösen. Die ersten Versuche in diesem Sinne sind die muskulären Kontraktionen am ganzen Körper in den ersten Lebensmonaten. In dieser Phase aktiviert das Baby über Körperspannung die Tiefenrezeptoren in der Haut. Später kommen gezielte Berührungen hinzu.[54]

Eine der bedeutendsten Erfahrungen, die vom Fötus über den Tastsinn gemacht wird, besteht darin, den eigenen Körper und sich selbst wahrzunehmen und zu erkunden. Der Fötus entwickelt durch seine Bewegungsaktivität sowie durch die begleitenden Erlebnisse über den Tastsinn ein neuronales Konzept seiner Körperlichkeit. Im Gehirn entwickeln und verknüpfen sich so Synapsen und neuronale Bahnen. Ein erstes Bewusstsein für sich selbst entsteht auf dieser sich allmählich bildenden neuronalen Basis. Dieses Konzept wird in der Wissenschaft als Körperschema bezeichnet. Die Leistung des Körperschemas kann als Bewusstsein über das eigene körperliche Selbst oder als eine neuronale Abbildung unseres dreidimensionalen Daseins verstanden werden. Über das Körperschema kann der Mensch als dreidimensionales Wesen in Relation mit der dreidimensionalen Umwelt treten.

Ohne diese Fähigkeit würde der Mensch kein Bewusstsein für den eigenen Körper und die verschiedenen Körperteile bekommen, er würde sich im Raum und in Interaktion mit anderen nicht wahrnehmen können. Diese Tatsache zeigt unter anderem die zentrale Bedeutung intimer Selbstberührungen bereits im Kindesalter. Dadurch bildet sich das neuronale System aus, das bewusste Wahrnehmung ermöglicht. Es sind diese Berührungen, die später

54 Rescio, S. (2014). Sex und Achtsamkeit. Sexualität, die das ganze Leben berührt. Bielefeld: Kamphausen Verlag.

ermöglichen, die Leere, das Vakuum und die Sprachlosigkeit zu füllen, die viele Menschen, hauptsächlich Frauen, in Bezug auf ihr Genital empfinden.

Wie Sinnesreize zum Gehirn gelangen

Um das Geheimnis von Berührung weiter zu enthüllen, entdecken wir, wodurch die Haut die Reize empfängt. Dies geschieht durch verschiedene sogenannte Rezeptoren, spezielle Antennen, die genau für diese Signale gebaut sind und dafür sorgen, dass Reize zum Gehirn gelangen, um hier verarbeitet zu werden.[55] Sogenannte Mechanorezeptoren[56] sind für unterschiedliche alltägliche Tätigkeiten notwendig, wie bspw. für das Greifen einer Münze in der Tasche oder das Einwerfen derselben in eine Parkuhr.

Die Haut entsteht aus der äußersten der drei embryonalen Zellschichten, dem Ektoderm. Neben anderen wichtigen Organen entwickelt sich aus dem Ektoderm das Nervensystem, dessen wesentliche Aufgabe es ist, den Organismus über äußere Geschehnisse zu informieren. Der Tastsinn entwickelt sich als erster der fünf Sinne und laut einer allgemein anerkannten Gesetzmäßigkeit der embryonalen Entwicklung sind die Organe, die sich zuerst entwickeln, von besonderer Bedeutung für das Individuum.

Warum ist das so? Und wie funktioniert die Haut? Die Hautoberfläche verfügt über eine große Zahl von Rezeptoren, die auf unterschiedliche Reize reagieren: Wärme, Kälte, leichte Berührung, Druck, Schmerz. Man geht von einer Zahl zwischen 7 und 135 pro Quadratzentimeter aus.[57] Die Haut übt verschiedene physiologische

---

55 Linden, D. J. (2015). Touch. The Science of the Sense that Makes Us Human. London: Penguin Books.

56 Merkelzellen für die Erkennung von Oberflächen und Textur; Meissnerzellen für die Erkennung von Vibrationen und für die Bestimmung der einzusetzenden Kraftmenge, um etwas anzufassen und zu halten, ohne dass es wegrutscht oder zerdrückt wird; Vater-Pacini-Körperchen für die Vermittlung von Reizen durch ein externes Werkzeug; Ruffini-Körperchen für die Wahrnehmung von Hautdehnung.

57 Grunwald, M. (2017). Homo hapticus: Warum wir ohne Tastsinn nicht leben können. München: Droemer Knaur. Sowie Montagu, A. (2004). Körperkontakt. 11. Auflage. Stuttgart: Klett-Cotta.

Funktionen aus: 1) Sie schützt vor dem Eindringen toxischer Substanzen in den Körper sowie vor mechanischen Verletzungen oder vor gefährlichen Strahlen, 2) sie übermittelt sinnliche Reize, 3) sie reguliert die Temperatur des Körpers, 4) sie unterstützt den Stoffwechsel und den Salzmetabolismus durch die Transpiration, und 5) sie dient als Fettdepot.[58]

Die Haut ist die Schnittstelle zwischen Innen- und Außenwelt und daher der Ort, an dem Berührung stattfindet.[59] Es gibt zwei Hauttypen, behaart und unbehaart. Unbehaart ist die Haut nur an den Handflächen und Fußsohlen sowie an Lippen, Brustwarzen und Teilen der Genitalien. Beide Hauttypen weisen eine ähnliche Struktur auf, diese ist in drei wesentliche Schichten aufgeteilt: Epidermis (Oberhaut), Dermis (Lederhaut) und Subcutis (Unterhaut). Die Dicke der menschlichen Haut beträgt zwischen 1,5 und 4 mm. Die Körperoberfläche (Hautfläche) erwachsener Menschen beträgt durchschnittlich 1,73 m². Diese Hautfläche entspricht etwa 10 bis 14 kg Gewicht. Vielfältige Rezeptoren und spezialisierte Nervenzellen[60] übermitteln unterschiedliche Reize von der Außenwelt an das Gehirn.[61]

Im folgenden Kapitel beschreibe ich, was im Genital passiert, wenn es berührt wird oder wenn bestimmte sensorische Reize eine Kette von Reaktionen auslösen, die der heranwachsende Mensch im Laufe seiner Entwicklung gelernt hat, als ‚sexuelle Erregung' zu erkennen und zu benennen.

---

58 Ebd.

59 Linden, D. J. (2015). Touch. The Science of the Sense that Makes us Human. London: Penguin Books.

60 Diese Nervenzellen haben nicht die typische Form aus Zellkern, Dendriten und Axon, sondern bestehen aus einem einzigen langen Axon, das von der Haut direkt zur Wirbelsäule verläuft. Das mechanosensorische Neuron, das von der Ferse verläuft, ist bspw. ungefähr 5 Füße lang. Es braucht unterschiedlich viel Zeit, damit die Informationen zum Gehirn gelangen. Die Impulse gelangen schließlich in den primären somatosensorischen Cortex (= Großhirnrinde).

61 Linden, D. J. (2015). Touch. The Science of the Sense that Makes Us Human. London: Penguin Books.

Das erotische Potenzial des Körpers

Solange das Erleben beim Sex nicht als Problem empfunden wird, beschäftigen sich die wenigsten mit dem, was im Körper genau passiert, wenn er sexuell erregt ist. Das liegt wahrscheinlich daran, dass sexuelle Erregung ein physiologischer Reflex ist. Erregung passiert ‚reflektorisch', d.h. unwillkürlich, sobald unser Gehirn einen Reiz als sexuell erkennt und es dementsprechend einen automatisierten Prozess in Gang setzt, nämlich die Vasokongestion. Das bezeichnet die verstärkte Durchblutung des Genitals, damit sich dieses Organ für den Koitus bereit machen kann. Aber was macht sexuelle Erregung körperlich aus? Woran merken Sie, dass Sie sexuell erregt sind? Die Antwort auf diese Frage ist insofern wichtig, weil tatsächlich manchmal sexuelle Erregung mit emotionaler Aufregung verwechselt wird. Das führt häufiger dazu, dass vor allem Frauen Geschlechtsverkehr haben, ohne körperlich wirklich dafür bereit zu sein. In diesem Fall ist das Genital der Frau noch nicht vorbereitet, es befindet sich sozusagen noch im Ruhezustand, auch wenn es dank der Anatomie trotzdem so gut wie immer zugänglich ist.[62] Wenn sexuelle Erregung durch verschiedene Reize ausgelöst wird, schwillt das Genital an, es wird praller und oft etwas dunkler, der Penis versteift sich, die Vagina öffnet sich und wird feuchter. Wächst die Erregung weiter, wird der Penis steif genug, sodass Penetration möglich wird. Die Vagina bereitet sich ebenfalls auf den eindringenden Penis vor, indem sie sich nach hinten wölbt und sich praktisch jeder Penisgröße anpassen kann.[63] Gleichzeitig erhöht sich die Körperspannung und ein Bewegungsdrang auf den anderen zu entsteht. Diesen Zustand nenne ich ‚dynamische Spannung' aufgrund des eindeutigen Bewegungsimpulses, auf den anderen zuzugehen und ihn zu berühren. In den meisten Fällen sexueller Schwierigkeiten wie Orgasmusunfähigkeit, Erektionsproblemen oder einer frühzeitigen Ejakulation hingegen zeigt sich etwas anderes. Hier baut sich genauso eine Spannung

62 Außer in den Fällen von Vaginismus, bei denen der Zugang zur Vagina durch krampfhafte unwillkürliche Kontraktionen versperrt bleibt.

63 Dieses Phänomen wird ‚Ballooning Effect' genannt.

auf, diese friert aber ein und macht den Körper eher steif, hart und unbewegt.
Zurück zum Potenzial des Körpers und zur sexuellen Erregung: Hält diese an, verspürt man ein leichtes Kribbeln im Genitalbereich, die Temperatur steigt, der Puls wird schneller. Eine allgemeine angenehme Aufregung breitet sich aus. Der Körper wird insgesamt sensibler für Berührungen und Liebkosungen.

Aber wie genau funktioniert Erregung? Durch unterschiedliche Reize wird Erregung ausgelöst. Diese Stimuli sind in erster Linie sowohl visueller als auch taktiler Natur, ausgelöst durch Berührungen. Weitere Sinne wie Schmecken, Riechen und Hören können ebenfalls den Erregungsreflex auslösen oder sie unterstützen die Steigerung der Erregung. Die fünf Sinne und die dazu passenden Sinnesreize, auch unter Sinnlichkeit zusammenzufassen, bilden ein Haupteingangstor zur sexuellen Erregung. Auf der anderen Seite spielt unsere Imagination eine Hauptrolle in der Entfaltung von Erregung. Allein die Vorstellung eines sexuellen Reizes kann den Erregungsreflex auslösen. Dazu gehören alle inneren Bilder und Atmosphären, Erinnerungen und Fantasien sowie verschiedene sexuelle Szenarien und Rollenspiele, die nur im eigenen Kopf stattfinden. Meist braucht es jedoch ein Zusammenspiel zwischen Fantasie und gezielten Berührungen, um die Erregung weiter wachsen zu lassen. Dann kann etwas passieren, das als besonders schön und intensiv beschrieben wird. Man kann einen Zustand erreichen, in dem das Gefühl von Raum und Zeit verloren geht, die Kontrolle abgegeben wird und man sich dem Fluss der Lust im eigenen Körper überlässt. Das passiert ab einem gewissen Erregungsniveau und wenn der gesamte Körper von sexueller Erregung erfasst wird. In diesem Zustand ist unser Bewusstsein stark fokussiert. Das Gedankenkarussell hört auf, im Fokus zu sein, und wir ‚vergessen' unsere To-do-Liste oder auch die Wehwehchen, die uns bis dahin vielleicht geplagt hatten. Wenn auch die letzte Schwelle überschritten wird – der Punkt, an dem es kein Zurück mehr gibt –, findet eine Entladung statt und man erlebt den Höhepunkt. Physiologisch gesehen handelt es sich dabei um einen weiteren Reflex, der unwillkürliche Kontraktionen im Beckenboden auslöst, die generell als Orgasmus erlebt werden. Menschen erleben diese Entladung sehr unterschiedlich und individuell. Weil sie manchmal als sehr punktuell wahrgenommen wird, wird sie oft nicht als Orgasmus erkannt, weil die Intensität davon sehr eingeschränkt und lokalisiert ist. Andere beschreiben diese Erfahrung als ganzkörperlich und manchmal sogar transpersonal[64] und spirituell. Anschließend geht alles wieder zurück zum normalen Zustand, die Spannung lässt nach, Entspannung und ein wohliges Gefühl breiten sich aus.

Auf der Insel der Lust ist die Fähigkeit, erregt zu werden, selber die Erregung auszulösen und diese auch wachsen zu lassen, eine der kostbarsten Blüten. Eng verbunden auch mit der Fähigkeit, allein oder mit einem Gegenüber loszulassen und sich dem Fluss der Erregung hinzugeben und einen Orgasmus zu erleben. Diese Blüte sollte man nähren und pflegen, damit sie nicht vertrocknet. Diese Fähigkeiten können auch durch andere Menschen gefördert werden. Es handelt sich jedoch um einen persönlichen Reichtum, den man nicht einfach jemand anderem, auch nicht dem Partner oder der Partnerin, überlässt. Die Erregungsfähigkeit bleibt ein Leben lang unsere eigene Aufgabe. Der beste Liebhaber und die beste Liebhaberin können dazu wenig beitragen, wenn wir selbst unsere Blume nicht zum Erblühen bringen.

ÜBUNG: AUF DER SPUR DER ERREGUNG

In dieser Übung kommen Sie Ihrer sexuellen Erregung auf die Spur und spüren diese deutlicher und differenzierter. Schärfen Sie Ihre Wahrnehmung, um mehr Kontakt zu sich selbst zu gewinnen und das sexuelle Erleben mit dem anderen erfüllender zu gestalten.

64 Begriff für Bewusstseinszustände außerhalb des normalen Wachbewusstseins.

Beantworten Sie dafür bitte die folgenden Fragen:

Woran merken Sie – körperlich, emotional, mental –, dass Sie sexuell erregt sind? Beobachten Sie, was genau in Ihrem Körper passiert, wenn Sie das Gefühl haben, erregt zu sein. Tun Sie das sowohl bei der Selbstbefriedigung als auch beim Sex mit dem Partner oder der Partnerin und notieren Sie, wenn vorhanden, die Unterschiede.

Wie verändert sich Ihre Körperspannung? Gibt es Bereiche, die sich mehr anspannen? Was passiert mit dem Atem? Welche Reize lösen Ihre Erregung aus? Was verändert sich, wenn die Erregung steigt? Welche Impulse verspüren Sie? Gibt es körperliche Hindernisse oder ‚mentale Bremsen' auf dem Weg der Erregungssteigerung? Wie sind die Berührungen? Verspielt oder mechanisch, mit viel oder weniger Druck, langsam, schnell oder abwechselnd? Was macht der Körper? Bewegt er sich oder ist es nur die Hand, die die Arbeit macht? Welche Gedanken haben Sie dabei? Sind Fantasien oder eher taktile bzw. visuelle Reize die Auslöser und die Anker Ihrer Erregung? Welche Gefühle löst Erregung bei Ihnen aus: Lust oder Frust, Genuss oder Scham? Wann ist für Sie die angenehmste Phase? Bei der Steigerung und beim Spiel mit der Erregung, beim Höhepunkt oder danach? Wird es an einer bestimmten Stelle für Sie anstrengend? Was passiert, wenn Sie etwas verändern, zum Beispiel wenn Sie sich anders berühren oder sich anders bewegen? Wie reagiert Ihr*e Partner*in auf solche Veränderungen? Können Sie Veränderungswünsche formulieren? Wie werden diese aufgenommen?

Viele Klient*innen sind bei dieser Übung zunächst erstaunt, wie wenig Sie dazu sagen können. Das ist normal, weil Sex, mit sich selbst oder zu zweit, zum größten Teil per Autopilot abläuft, ohne dass uns bewusst wird, was genau wir machen, fühlen und denken. Nutzen Sie diese Fragen, um eine Art ‚Ist-Zustand' festzustellen, worauf Sie weiter aufbauen können, um etwas zu verändern oder zu erweitern. Bspw. können Sie mit anderen Berührungen experimentieren, andere Körperstellen entdecken, den Körper bewegen, das Becken schaukeln und vieles mehr.

Auf der Insel der Lust ist das Spiel mit der Erregung das Kraftwerk, das die ganze Insel mit Energie versorgt. Ohne oder mit wenig Erregung lassen sich gemütliche Stunden verbringen, sinnliche, kuschelige Berührungen genießen, die Nähe zueinander wächst. Irgendwann fehlt jedoch die dynamische Spannung sexueller Erregung und Lust, diese urtümliche Kraft, die uns allen innewohnt und aus der alles Lebendige entspringt. Das Kraftwerk in uns am Laufen zu halten, ist die Aufgabe für uns alle, sie kann nicht abgegeben oder delegiert werden.

Das erotische Potenzial schließt alle Aspekte menschlicher sexueller Erregung auf der physiologischen Ebene mit ein. Diese verschiedenen Momente differenziert zu betrachten, hilft zu verstehen, an welcher Stelle man selbst den Weg zur eigenen Insel verloren hat. Die Gesetze des Körpers zu kennen, ermöglicht es uns, das Beste aus unserem sinnlichen Potenzial herauszuholen.

Die Fähigkeit des Genitals auf bestimmte Reize mit entsprechenden Empfindungen zu reagieren, die wir mit der Zeit lernen als sexuell zu bezeichnen, nennt sich Erregungsreflex. Der Erregungsreflex ist angeboren und kann bereits im Mutterleib beobachtet werden.

All die verschiedenen Reize, die den Erregungsreflex auszulösen vermögen, Sinnesreize und Fantasien sowie intensive Gefühle, sind die sogenannten Erregungsquellen.

Der Verlauf der Erregung im Körper bis zur Entladung nennt sich Erregungskurve. Diese kann sehr unterschiedlich verlaufen. Mal geht sie steil nach oben, mal verweilt sie im unteren Bereich und findet den Weg nach oben nicht, oder sie ist wellenförmig und verspielt und endet irgendwann, entweder nach oben mit einem Höhepunkt oder verläuft entspannt nach unten.

Die Art und Weise, wie man Autoerotik praktiziert, nennt man Erregungsmodus. Diesen erreicht man durch Druck und hohe Spannung, durch mechanische Berührungen, durch Sextoys oder indem der ganze Körper durch Bewegung und unterschiedliche Berührungen miteinbezogen wird.

Die Entladung ist der sogenannte Höhepunkt. Dieser wird je nach Erregungsmodus und Befindlichkeit mit unterschiedlicher Intensität und Genuss erlebt. Für manche ist der Höhepunkt sehr punktuell und auf das Genital begrenzt, oft mit einem Gefühl von Anstrengung und Verspannung gekoppelt, während er für andere ein ganzkörperliches, intensives Erlebnis ist, das mit leidenschaftlichen Lustgefühlen und Genuss bis hin zur Ekstase einhergeht.[65]

Sexuelle Probleme ...

In der Sexualität wie auch im sonstigen Leben gibt es lösbare und unlösbare Probleme. Für die lösbaren gibt es interessante und wirkungsvolle Möglichkeiten, wie sie bspw. Sarah, Marion und Anton ausprobiert haben und dadurch einiges für sich klären und Neues entdecken konnten. Die unlösbaren Probleme hingegen können wir lernen, in einem neuen Licht zu sehen, anders damit umzugehen, sie zunehmend zu akzeptieren und das Beste aus der Situation zu machen.

Ein sexuelles Problem hat selten nur eine Ursache. Darunter können manche nicht ohne Weiteres geklärt und beseitigt werden. Gegen den allgemeinen Alterungsprozess oder das Vorhandensein von Erkrankungen und die damit verbundene Einnahme von Medikamenten, die die Sexualität negativ beeinflussen, können wir nur wenig tun. Es gibt auch Momente und Phasen im Leben eines Menschen, in denen Sexualität keinen großen Stellenwert hat, weil andere Prioritäten und Bedürfnisse Vorrang haben. Bei gravierenden Beziehungskonflikten oder schwerwiegenden persönlichen Problemen macht es wenig Sinn zu erwarten, dass gerade in dieser Phase der Sex besser wird. Es gibt jedoch Ursachen, die man klären und dadurch ihre Auswirkungen lindern kann.

65 Für eine detaillierte Erklärung der Erregungsmodi vgl. Rescio, S. (2014). Sex und Achtsamkeit. Sexualität, die das ganze Leben berührt. Bielefeld: Kamphausen Verlag.

Wenn wir bedenken, dass Sexualität wie vieles andere vor allem ein lebenslanger Lernprozess ist, können wir selbst entscheiden, welche sexuellen Räume - innere und äußere - wir entdecken und zu erweitern versuchen möchten, auch welche unerwünschten Grenzen wir überwinden lernen wollen.

Einer dieser Räume ist unser Erregungsmodus. Empirische Beobachtungen haben gezeigt, dass bei funktionellen Störungen in der Sexualität, wie z. B. zu schnell zu kommen oder keinen Orgasmus zu haben, oft eine eingeschränkte Erregungsmodalität vorliegt, das heißt ein Modus, der auf Druck oder auf mechanischen Berührungen basiert oder vom intensiven und ausschließlichen Gebrauch von Vibratoren abhängig ist.

‚Eingeschränkt' bedeutet, dass der Körper sein Potenzial nicht gänzlich nutzt. Die Körperspannung ist beim Sex sehr hoch oder aber das Gegenteil davon. Entweder sind die Bewegungen durch Anspannung mechanisch und kantig oder es fehlt die Dynamik und der Körper liegt bewegungslos da und der Mensch lässt alles über sich ergehen, ohne aktiv beteiligt zu sein. Der Atem ist flach, ggf. wird er zeitweise angehalten, der Rhythmus der Berührungen ist eher rasch, zuweilen „rabiat", wie mir neulich eine neue Klientin ihre Berührungsart beschrieb.

Das Potenzial des Körpers zu erweitern verspricht intensivere sexuelle Erlebnisse und Erfüllung. Sich beim Sex mehr zu bewegen, die Anspannung aufzuweichen, den Atem fließen zu lassen und die Rhythmen der Bewegungen und der Berührungen zu variieren, ist der Schlüssel, um die Blüte der eigenen Lust zum Erblühen zu bringen.[66]

In meiner Praxis leite ich verschiedene Achtsamkeitsübungen an, die die Wahrnehmung für den eigenen Körper verbessern. Zu Hause erforschen meine Klient*innen weiter, wie sie ihr Körperpotenzial in der Sexualität erweitern können. Viele kommen bei diesen Versuchen

66 Desjardins, J. Y. (1996). Approche intégrative et sexocorporelle. In: Revue Européenne de Sexologie Médicale. Déc. 96, Vol.. 5, Nr. 21; Rome: European Federation of Sexology. Sowie Gehrig, P. (2013). Das Konzept des Sexocorporel. In http://ziss.ch/sexocorporel/Sexocorporel-Grundlagen.pdf, gesehen am 26.05.2018. Sowie Rescio, S. (2014). Sex und Achtsamkeit. Sexualität, die das ganze Leben berührt. Bielefeld: Kamphausen Verlag.

jedoch an ihre Grenzen. Allein, erzählen sie mir, rutschen sie doch immer wieder in das alte Muster zurück und ihnen fällt oft nicht ein, wie sie es anders machen sollten. Ob nicht der andere das für sie übernehmen könnte, fragen sie mich dann in der Hoffnung, diese Aufgabe abgeben zu können. Menschen, die offen dafür sind, schlage ich dann den Besuch eines Kurses in achtsamer sinnlicher Berührung vor. Ein solcher Kurs stellt eine gute Alternative dar. Bei diesen Seminaren werden neben verschiedenen Achtsamkeitsübungen und Körperarbeit eine Vielfalt an sinnlichen Berührungsqualitäten gezeigt und gelernt. Auch die unerfahrenste Person kann lernen, kreativ und gleichzeitig achtsam bei der Intimberührung zu sein.

... und verborgene Schätze

Als Sarah, Marion und Anton zu mir kamen, waren sie an das Ende ihrer Möglichkeiten gekommen. Durch die Gespräche und die ersten Übungen kam etwas in Gang und die ersten Veränderungen waren schon spürbar. Als sie sich für einen weiteren Schritt entschieden hatten, und zwar zur Erfahrung sinnlicher achtsamer Berührung, kamen sie ein großes Stück weiter.

Diese Erfahrungen und ihre daraus entstandenen Einsichten möchte ich mit Ihnen in den folgenden Kapiteln teilen. Es sind die Blüten und Früchte, die die drei auf ihrer eigenen Insel entdeckt haben und die sie aktiv zum Wachsen und zum Erblühen gebracht haben: Präsenz und Achtsamkeit, Integrität, Sich-ganz-Fühlen und die Verbindung zu sich selbst. Das alles ist der nährende Boden für die kostbarsten Erfahrungen mit Lust. Daraus entsteht die Fähigkeit loszulassen, sich hinzugeben und Orgasmen zu erleben, sexuelle Erregung spielerisch zu gestalten und diese bis zu unbekannten Spitzen zu treiben. Gleichzeitig ermöglicht dieser fruchtbare Boden eine ganzheitliche Erotik, die sich selbst genügt und keinem Ziel hinterherjagt. Unsere drei Protagonisten entdeckten dafür eine geheimnisvolle Zutat: die ergebnisoffene Absicht in einer intimen Begegnung, diese innere Haltung, die einen Raum voller sinnlicher

Möglichkeiten eröffnet. Und schließlich bleibt noch der Hauptschlüssel zur Wahrnehmung all dieser Schätze zu erwähnen: Zeit und Entschleunigung. Das sind die verborgenen Schätze, die den Dreien geholfen haben, ihre Sexualität neu zu entdecken.

Gewahrsein und Präsenz

Gewahrsein und Präsenz sind andere Worte für Achtsamkeit. Es geht um die Qualität der Wahrnehmung des augenblicklichen Moments, in dem der Geist sich auf das, was gerade passiert, fokussiert. Das Denken lässt nach, während sich das zunehmend wertfreie Fühlen ausbreiten kann. Der Körper übernimmt die Regie, der Kopf kann sich ‚zurücklehnen'. Viel häufiger passiert etwas anderes: Wir unterhalten uns mit dem*der Partner*in und schauen gleichzeitig auf die letzte Nachricht auf dem Handy. Wir sitzen zusammen auf dem Sofa und bekommen nur halb mit, dass er oder sie uns liebevoll berührt, weil wir in Gedanken woanders sind. Oder genau andersherum: Wir berühren den anderen, sind aber nicht ganz bei der Sache. Ist Ihnen das auch schon mal aufgefallen?

Dieser Zustand ist für die meisten so alltäglich und gewohnt, dass er gar nicht mehr richtig wahrgenommen wird bzw. als ‚normal' und nicht veränderbar hingenommen wird. Das muss aber nicht so bleiben. Die Schulung der Achtsamkeit, die in den letzten Jahren zur Mode geworden ist, zeugt von dem Bedürfnis vieler Menschen, das Gedankenkarussell zur Ruhe zu bringen, die Stille zuzulassen, mehr Zentrierung und Präsenz bei dem, was man gerade tut, zu erlangen. Leider ist Achtsamkeit wie ein seelischer ‚Muskel', den man trainieren muss, damit er seine Wirkung zeigen kann. Achtsamkeitstraining ist meist ein wichtiger Bestandteil der Selbsterfahrungsgruppen, in denen achtsame sinnliche Berührung vermittelt wird sowie die Basis dieser Massageform. Mit der nächsten kleinen Übung bekommen Sie einen Vorgeschmack davon.

ÜBUNG:
SPÜREN OHNE WORTE

Probieren Sie jetzt für die nächsten zwei Minuten, körperliche Empfindungen oder Gefühle wahrzunehmen, ohne diese zu benennen. Stattdessen erleben Sie diese einfach, so wie sie sich gerade manifestieren: ein Kitzeln, Wärme oder Kühle, Müdigkeit oder Leichtigkeit. Einfach nur spüren.

Wie ist es Ihnen gelungen? Konnten Sie die Wahrnehmung einfach so stehen lassen, ohne sie zu kommentieren, zu erklären, zu rechtfertigen? Oder sind ganz verschiedene Gedanken aufgetaucht, die Sie von der Wahrnehmung ein Stück abgelenkt haben? Sollte das passiert sein, heißt es nicht, dass Sie die Übung nicht richtig gemacht haben, sondern nur, dass es Wiederholungen braucht!

Marion erzählt, wie sie im Laufe der Zeit größere Aufmerksamkeit im Kontakt mit dem Partner entwickeln konnte: „Heute ist ein anderes Gewahrsein, eine andere Präsenz in der Berührung“, sagt sie und beschreibt, wie sie zunehmend ihre Gedanken zur Ruhe bringen, sich viel mehr auf die Berührung selbst fokussieren und diese auch genießen konnte, ohne ständig gedanklich abzuschweifen. Auch für Anton hat sich einiges an dieser Stelle verändert: „Dadurch, dass ich selber eine andere Tiefe und Präsenz erreicht habe, ist mein Erleben von Berührung und Berühren ein völlig anderes als vorher.“ Durch mehr Präsenz wird das Erleben selbst, unabhängig von der Situation, intensiver, weil wir nicht mehr nur halb bei der Sache sind und nicht mehr versuchen, alles gedanklich zu erfassen.

Intensität durch Präsenz

Warum sind diese Aspekte bedeutsam, wenn wir einen Menschen berühren? Weil es eigentlich nur dadurch möglich wird, einen Menschen ‚wirklich' zu berühren, ihn nicht nur an der Oberfläche, sondern ‚unter der Haut' zu berühren und dadurch einen tieferen Kontakt herzustellen.

Viele meiner Klienten und Klientinnen beschweren sich, dass Berührungen zwar noch stattfinden, doch diese würden sich ‚leer' und ‚abwesend' anfühlen, sodass das Erlebnis meist enttäuschend und frustrierend ist. Auch eine einfache Umarmung wird meist schnell erledigt, um rasch zum nächsten Punkt auf der To-do-Liste zu rutschen.

Die Praxis zeigt, dass es natürlich nicht ausreicht, sich gegenseitig darauf hinzuweisen, mehr Präsenz und Aufmerksamkeit beim Berühren zu zeigen. Die Fähigkeit, im Moment zu sein und fokussiert zu bleiben, ist etwas, das sich selten von allein einstellt und vor allem heutzutage zunehmend schwieriger wird, da wir ständig durch unzählige Reize abgelenkt werden. Es lohnt sich jedoch, sich in einen Raum zu begeben, in dem diese Fähigkeit geübt wird, so wie die drei Protagonisten in diesem Buch es gemacht haben.

ÜBUNG: UMARMUNG

Bei dieser zunächst unscheinbaren Übung können Sie einiges entdecken, wenn Sie sich die Mühe machen, sie häufig genug zu wiederholen. Ich bin gespannt zu hören, wie Ihre Erfahrungen damit sind. Einige meiner Klientinnen und Klienten sagten zu mir, sie hätten sich noch nie für so eine lange Zeit umarmt (!) oder dass es für sie sehr intim war und immer wieder auch tatsächlich zu nah. Andere konnten sich in der Umarmung entspannen und nach einer längeren Zeit der körperlichen Distanz wieder die Wärme und die Präsenz des anderen spüren und genießen.

Wenn Sie das nächste Mal Ihre Partnerin oder Ihren Partner begrüßen, öffnen Sie Ihre Arme für sie oder ihn und halten Sie sie oder ihn statt wenige Sekunden, zwei, drei Minuten lang in Ihrer Umarmung. Achten Sie darauf, dass Sie beide gut auf Ihren Füßen stehen und dass sich die Vorderseiten Ihrer Körper berühren. Bleiben Sie so, ohne etwas zu sagen oder zu tun. Entspannen Sie dabei, soweit es für Sie möglich ist, und spüren Sie den Kontakt der Körper miteinander. Spüren Sie Ihren Atem und den Atem des anderen. Am Ende lassen Sie noch ein paar Augenblicke das Echo dieser Umarmung nachklingen. Was war anders als sonst? Wie hat es sich angefühlt? Wie war es für Ihre Partnerin, Ihren Partner? Wiederholen Sie diese kleine Übung mindestens einmal am Tag in den nächsten drei Wochen, dabei sollte jeder Partner abwechselnd den*die andere*n zu einer Umarmung einladen.

Sich ganz fühlen

Die Geschichte von Sarah hat mich sehr berührt. Sie hatte bei der Geburt ihrer Tochter und durch eine unachtsame Nachbehandlung nach dem Dammriss eine Überempfindlichkeit im Genitalbereich, die ihr Schmerzen beim Sex verursachte. Dieser Zustand erzeugte eine Art Spaltung in ihrem Körper. Sie fühlte sich wie in zwei Teile getrennt und konnte sich nicht mehr auf den Sex freuen. Sie hatte kein Gefühl mehr für ihr Genital. Durch achtsame sinnliche Berührungen konnte Sarah dieses Gefühl der Spaltung aufweichen und ihr Genital wieder „in den Körper integrieren“. Ihre Yoni war wieder Teil des eigenen Körpers. In anderen ähnlichen Fällen konnten Frauen durch diese Erfahrung zum ersten Mal in ihrem Leben ihr Genital ganz neu entdecken und einen positiven und lustvollen Kontakt zu ihm herstellen.

Das Wort Integrität stammt aus dem Lateinischen und bedeutet so viel wie Unversehrtheit und Vollständigkeit. Sich vollständig, unversehrt zu fühlen, ist ein Grundbedürfnis und es besteht eine Sehnsucht danach, einen Zustand zu erreichen, bei dem ein klares ganzheitliches Gefühl für sich selbst entsteht. Kein (Körper-)Teil, kein Gefühl und keine Empfindung sind unwillkommen oder werden abgelehnt und verdrängt. Alles hat seinen Platz und gehört zusammen, wird nicht abgewertet oder als unzulänglich verstoßen. Dieser Zustand des ‚Sich-ganz-Fühlens' ist für die meisten Menschen ein lebenslanger Prozess, bei dem immer mehr Anteile der eigenen Persönlichkeit zunehmend in das Ganze integriert werden. Das Ich strebt nach der Vereinigung aller Aspekte, die uns ausmachen, auch derjenigen, die sich zunächst als nicht gut genug anfühlen und abgewehrt werden. Nach traumatischen Erfahrungen - wie im Fall von Sarah - werden Teile des eigenen Körpers nicht mehr wahrgenommen, weil die dazu gehörenden Erinnerungen und Gefühle zu schmerzhaft wären. Und doch streben wir alle danach, uns wieder unversehrt und ganz zu fühlen. Die Erfahrung der Achtsamkeit in der intimen Begegnung trägt wesentlich dazu bei, diesen Prozess in Gang zu bringen.

Integration bedeutet in diesem Kontext auch, dass das eigene Genital nicht nur im ‚erregten Zustand' eine Daseinsberechtigung erlangt, sondern viel mehr, dass es als lebendiges Organ Anteil am Leben haben kann und darf. Dass eine Berührung das Genital erotisch sexuell aufwecken kann, manchmal auch nicht, und es trotzdem Teil des Geschehens sein darf. Vor allem auch andersherum: Nicht jedes erotische Gefühl im Genital bedeutet, dass man gleich Sex haben möchte, aber dieses kribbelnde lebendige Gefühl kann und darf da sein, in jedem Moment: „Natürlich fühle ich mich körperlich dadurch völlig anders, weil ich ganz intensiv, während ich hier sitze, meine Yoni wahrnehme, ohne das Gefühl zu haben: ‚Oh, was ist jetzt los, will ich Sex haben?' Nein, es ist einfach wirklich so ein Gefühl, ganz zu sein", erzählt mir Sarah ganz entspannt. Dieses Gefühl von Ganz-Sein ist ein Zustand größter Zufriedenheit und eine stetige Quelle sexueller Selbstsicherheit.

Sarah ist auf ihrer Insel auf eine Wieder-Entdeckungsreise gegangen. Pfade und Wege waren zum Teil durch den Sturm zugeschüttet und unzugänglich geworden. Sie hat sich aber nicht entmutigen lassen, hat den Weg wieder frei gemacht und ist weiter gegangen.

Verbindung zu sich selbst

Mit sich selbst verbunden zu sein, ist von zentraler Bedeutung. Es ist die Voraussetzung, um den Draht zum eigenen Körper, zur Erregung und zur Lust aufrechtzuerhalten. Ohne diese Verbindung wissen wir bald nicht mehr, was der Körper braucht, damit er uns weiterhin schöne Gefühle schenken kann. Leider stelle ich häufiger in meiner Praxis fest, dass Menschen mit sexuellen Problemen tatsächlich diese Verbundenheit nicht kennen. Sie sind zwar viel im Kopf beschäftigt, ihren Körper spüren sie aber kaum oder noch gar nicht. Sie fühlen nicht, sie denken, dass sie etwas fühlen. Wenn ich frage, wo sie das in ihrem Körper spüren, was sie beschreiben, können sie oft nur wenig dazu sagen.

Kennen Sie das auch? Haben Sie schon mal die Erfahrung gemacht, sich so sehr mit der Lust des Gegenübers beschäftigt zu haben, dass Sie Ihren eigenen Körper vergessen haben? Und plötzlich haben Sie gar keine Lust mehr, während der andere so richtig in Fahrt ist und noch mehr möchte?

Genau das passiert immer wieder. Vor lauter guten Absichten vergisst man sich selbst, der eigene Körper rächt sich und möchte nicht mehr mitspielen. Sollte das auf Sie zutreffen, achten Sie das nächste Mal darauf und schauen Sie, was Sie in dem Moment machen könnten, um den Draht zu sich selbst und zu Ihrer Lust nicht zu verlieren! Es geht um Ihre eigene Insel, Ihren Schatz und Ihren Körper, den Sie allein bewohnen. Verpassen Sie nicht die Chance, sich in ihm wohl und mit ihm verbunden zu fühlen!

Aber wie lässt sich diese Fähigkeit entwickeln? Anton erzählt, wie er durch die Erfahrung sinnlicher achtsamer Berührung einen anderen

Kontakt zu sich selbst entwickeln konnte: „Ja klar!“, sagt er, „ich habe viel dazu gelernt. Ich berühre mich jetzt selbst anders, mit einer anderen Verbindung zu mir. Das hilft mir auch im Kontakt mit meiner Partnerin. Ich kann jetzt mehr bei mir bleiben.“ Die bewusste (Selbst-)Berührung ermöglicht eine größere Klarheit auch im Austausch mit dem Partner oder der Partnerin darüber, was erwünscht ist und was nicht. Anton erzählt, dass je mehr er in den Einzelsessions gelernt hat, anders berührt zu werden, desto bewusster ist er mit seinem Penis umgegangen. Jetzt weiß er besser, war er braucht: „Durch dieses bewusste Hinspüren werde ich klarer, Ja oder Nein zu sagen.“ Die Verbindung zu sich selbst gibt vor allem Sicherheit im Umgang mit dem anderen. Wünsche und Bedürfnisse werden deutlicher wahrgenommen, die Kommunikation wird leichter.

Laufen Sie barfuß auf Ihrer Insel, spüren Sie den Boden, die Erde unter Ihren Füßen. Kosten Sie die erfrischenden, einladenden, betörenden Düfte der prachtvollen Blüten, schmecken Sie die reifen Früchte auf Ihrer Insel. Lassen Sie sich von der sanften Brise am ganzen Körper berühren und von dem warmen Sand liebkosen. Verbinden Sie sich mit Ihrer Insel, mit allen Sinnen. Verschmelzen Sie mit Ihrem Körper!

Orgasmus: Ja, nein, vielleicht

Zum guten Sex gehört der Orgasmus! Oder ein Mann muss immer kommen, um sexuell befriedigt zu sein. Diese wie auch ähnliche Aussagen sind sogenannte sexuelle Mythen, die unser Sexualleben aus dem Hintergrund beeinflussen, weil wir ihnen glauben, ohne sie kritisch zu hinterfragen. Guter Sex hat nur bedingt damit zu tun, wie viele Orgasmen man dabei hatte. Erstens ist die Qualität der Orgasmen, wenn überhaupt, ein Kriterium, das diskutiert werden könnte. Dabei darf jedoch nicht vergessen werden, dass ihre Qualität nur subjektiv messbar ist und damit höchst individuell. Zweitens, vorausgesetzt, dass beide Partner es immer wieder schaffen, beim Sex zu einer wie auch immer gearteten Form der Entladung zu kommen, ist es für die meisten Menschen eine große Erleichterung, wenn dieses ‚Orgas-Muss' mal außer Kraft gesetzt wird. So erlebe ich es auch in meiner Praxis. Denn auch für orgasmusfähige Menschen geht es nicht immer so leicht, zum Höhepunkt zu kommen, und manchmal ist es wirklich sinnvoller, sich nicht anzustrengen und die Tatsache anzunehmen, dass der Sex gerade ohne Orgasmus zu Ende geht.

Wie erleben Sie diesen Moment? Haben Sie sich auch schon mal angestrengt, um sich selbst oder den anderen zum Höhepunkt zu bringen, weil Sie gedacht haben, es gehört sich so, obwohl Sie lieber aufgehört hätten? Oder um sich selbst zu beweisen, dass man ein guter Liebhaber, eine gute Liebhaberin ist? Oder als Zeichen der eigenen Sexyness und Unwiderstehlichkeit?

Auch Anton fand etwas Neues für sich heraus, und zwar dass eine intime Berührung am Genital nicht automatisch und zwangsläufig in Richtung Orgasmus gehen muss. Der Sex ist für ihn inzwischen nicht mehr auf den Orgasmus fixiert. Sexuelle Lust lässt sich nun ohne dieses feste Ziel anders gestalten, kreativer und sinnlicher erleben. Durch die Praxis der Achtsamkeit in der Berührung entfällt für ihn auch der Druck, in eine bestimmte Richtung gehen oder reagieren zu müssen: „Meine Ejakulation war immer eher sehr schnell und auch das hat sich rapide verändert. Bis dahin, dass der Geschlechtsverkehr auch ohne Orgasmus durchaus geht", erzählt Anton mit einem gewissen Stolz.

Auf der Insel der Lust ist der schönste Weg der an der Küste entlang, eine Gratwanderung zwischen Stränden und Wiesen, Hügeln und Wäldern, Himmel und Wasser. Es ist ein Weg, der keinen Anfang und kein Ende hat. Er kann an jeder beliebigen Stelle anfangen und weiter und weiter gehen. Er verändert sich ständig, je nach Tageszeit und Witterung und lädt geduldig zu einer Pause ein, wenn man eine machen möchte.

‚Orgas-Muss' vs. ganzheitliche Erotik

Die drei Protagonisten in diesem Buch erzählen von einer Erweiterung ihres sexuellen Erlebens. Ihre Haltung beim Sex ist nun weniger orgasmusorientiert. Der Sex hat eine ganzheitliche Dimension bekommen, bei der der ganze Körper sensibilisiert und erotisiert wird: „Meine Erotik ist jetzt eher ganzkörperlich, weniger genitalbezogen", sagt Anton. „Ich habe eigentlich eher eine ganzkörperliche Wahrnehmung, der Sex ist nicht mehr so genitalfokussiert", sagt Marion.

Körperliche Befriedigung in Form von Orgasmen ist erstrebenswert, jedoch fühlt sich eine sinnliche Begegnung anders an, wenn die Präsenz mehr Raum einnimmt und die Orgasmusfixierung nachlässt. Dann bekommt der Sex eine größere Tiefe und ist nicht nur befriedigend, sondern auch erfüllend: „Ich habe das Gefühl, dass sich meine Sexualität verändert hat, sie ist jetzt sehr erfüllend in einem sehr weiten Sinne, nicht nur befriedigend im Sinne von ‚Jetzt bin ich satt' sondern ich bin auch wirklich tief erfüllt", sagt Marion. Auch Anton erzählt von seiner Erfahrung: „Also häufig ist eine Grundlust da, und das ist gar nicht so sehr auf prompte Befriedigung fokussiert, sondern es ist eher so ein Fühlen, es ist fast egal, was man macht." Eine Sinnlichkeit, die ‚geil' ist, weil sie keine erotischen Gefühle ausschließt. Eine, die ‚Geilheit' nicht verdammt, sondern viel eher mit einschließt und sie in ein Grundlustgefühl transformiert, sodass jeder Moment im Leben mit ‚sexueller Energie' ausgefüllt wird, ohne das Gefühl, ständig Sex haben zu müssen.

Die Praxis der Achtsamkeit in der sinnlichen Begegnung bewirkt mehr Gelassenheit, Entspannung und Genuss und führt gleichzeitig zu weniger Drang nach einer schnellen Befriedigung: „Das Genital ist stärker auf einer anderen Ebene da, mit einer anderen Präsenz. Ich habe mich von Geilheit befreit, wenn man so will. Ich habe das oft verwechselt, ich dachte, ich muss mich jetzt selbst befriedigen oder ich muss unbedingt Sex haben. Ich habe mich da früher reingesteigert.

Das ist jetzt nicht mehr der Fall und ich kann ganz entspannt dabei sein und das genieße ich", sagt Anton.

In einer weniger orgasmusorientierten Sexualität gewinnen Sinnlichkeit und Erotik an Bedeutung. Der genitale Akt der Vereinigung ist eine Option unter anderen, der Sex wird mehr zu einer ganzkörperlich empfundenen Erotik. Dadurch kann sich der sexuelle Raum erweitern. Reine Genitalbezogenheit[67] weicht zurück zugunsten einer vielschichtigen, zunächst weniger zielorientierten Sinnlichkeit, die jedoch die Genitalien miteinbezieht und ihre Erregung nicht ausschließt.

Zu früh kommen

Zu schnell zu kommen, ist für viele Männer eine frustrierende Erfahrung. Sie merken, dass sie eigentlich keine Kontrolle über ihren Körper haben und dass sie ihre Lust nicht kreativ gestalten können. Ein Teufelskreis an Erwartungsangst und Vermeidungsverhalten entsteht normalerweise bei einer solchen Problematik, worunter beide Partner leiden. Der Vorschlag, ‚an etwas Ekliges zu denken', hätte ihr den Rest Lust am Sex mit dem Partner genommen, erzählte mir tatsächlich neulich eine entsetzte Klientin. Ihr Partner hatte es seit Anfang ihrer Beziehung noch nie geschafft, länger als ein paar Minuten die Erektion zu halten.

Bei der Praxis achtsamer sinnlicher Berührung wird durch verschiedene Techniken die Fähigkeit entwickelt, die Erregung kreativ zu gestalten, sodass, wie Anton berichtet, auch Sex ohne Orgasmus, hier ohne Ejakulation gemeint, möglich wird.[68] Die Fokussierung auf eine Entladung lässt nach, weil bereits auf dem Weg der Erregungssteigerung orgasmische Erfahrungen gemacht werden, die die

67 Bei der die Erregung der Genitalien, die schnelle Steigerung der Erregung und die Entladung im Vordergrund stehen.

68 Die Ejakulation erfüllt die physische Funktion, den Samen auszustoßen. Der Orgasmus ist das subjektive Gefühl des Höhepunktes. Diese beiden Momente verlaufen in der Regel parallel, manchmal können sie jedoch versetzt oder sogar einzeln eintreten. Einige Männer können in diesem Sinne auch multiple Orgasmen erleben.

Zielgerichtetheit auflösen, wie Anton erzählt. Gefühlt wird eine Steigerung der eigenen Orgasmusfähigkeit, die losgelöst ist vom Drang, kommen zu müssen.

Eine neue sexuelle Sprache lernen

Wie bereits erwähnt, gibt es häufig einen Zusammenhang zwischen sexuellen Problemen und einem eingeschränkten Modus in der Selbstbefriedigung bzw. in der Sexualität mit dem Partner oder der Partnerin. Durch die Praxis achtsamer sinnlicher Berührung lässt sich der eigene Modus und der des Partners oder der Partnerin auf eine lustvolle Art und Weise erweitern. Vor allem langsamere und weichere Berührungen kommen hinzu, der Genuss und die Lustfähigkeit werden größer: „Ja, es hat sich auf jeden Fall etwas geändert", erzählt Marion, die bis dahin nur durch den Vibrator zum Höhepunkt gekommen ist. „Ich brauche mehr Weichheit. Vorher war ich eher gerne schnell und kräftiger. Das ist heute anders, ich genieße es jetzt viel mehr, ich kann mir selber mehr Zeit lassen und genieße diese weicheren Berührungen."

Auch im Kontakt mit dem Partner habe sich einiges verändert. Es geschehe alles mit mehr Ruhe und Zeit, es werde mehr gefragt, was sich gut anfühle, was weniger, erzählt Sarah.

Für die drei war es sehr lehrreich, im Kurs ganz konkret mitzubekommen, wie sie ihre Partner oder Partnerinnen berühren können. Es wäre für sie nicht das Gleiche gewesen, hätten sie nur gehört, was sie machen sollen. Das Sehen, das Miterleben, wie die Leitenden der Kurse berühren, „hat plötzlich Licht in einem unbeleuchteten Raum gemacht", erzählt Anton, und dadurch konnten „die verschiedenen Dinge sichtbar werden, die in diesem Raum vorhanden sind".

Ja, hier und da gibt es auf der Insel dunkle Ecken und verborgene Kluften, die man selbst lange übersieht, solange uns niemand anderer darauf aufmerksam macht. Dann entdeckt man die Schätze, die in ihnen aufbewahrt werden.

Sexuelle Potenz: Was ist das?

Über sexuelle Potenz zu schreiben, ist per se und unabhängig von der Validität der Definition selbst mit der Gefahr verbunden, eine Norm in die Welt zu setzen. Eine Norm, von deren Erfüllung das Gefühl, ein guter Liebhaber oder eine gute Liebhaberin zu sein, abhängt, und auch die Wahrnehmung als solche durch eine potenzielle Partnerin oder einen Partner. Dennoch besteht meine Arbeit u.a. in dem Versuch, sexuelle Themen aufzuklären und Wege aufzuzeigen, wie Menschen zu einer entspannteren und befriedigenderen Sexualität gelangen. Unter ‚sexueller Potenz' verstehen die meisten etwas, das mit der sexuellen Fähigkeit des Mannes zu tun hat: eine Erektion zu bekommen und diese lange genug zu halten, sodass der Geschlechtsakt selbst (die Penetration) möglich ist. Darüber hinaus immer und so gut wie in jeder Situation, sexuell aktiv sein zu können (= erigiert zu sein), bei jeder Gelegenheit Sex (= Geschlechtsverkehr) zu wollen, immer zum Höhepunkt (= Ejakulation) zu kommen und selbstverständlich, den oder die Partnerin zu befriedigen und das heißt: zum Orgasmus zu bringen.

Diese Definition von ‚sexueller Potenz' ist zwar sehr verbreitet, allerdings spiegelt sie nur die halbe Wahrheit wider. Erst einmal schränkt diese Definition das sexuelle Spiel lediglich auf die Durchführung der Penetration durch den Mann ein und schließt weitere mögliche sexuelle Variationen grundsätzlich aus. Darüber hinaus werden wichtige Aspekte, die mit sexueller Potenz assoziiert sind, gar nicht erst erwähnt.

Was macht also ‚sexuelle Potenz' aus? Tatsächlich braucht es meist ganz klar eine ausreichende Erektion, um vaginalen oder analen Geschlechtsverkehr haben zu können. Das ist aber lange nicht alles, was ‚gebraucht' wird, um sexuell potent zu sein. Die Art des Umgangs mit Erregung und wie im Einzelnen mit dem Penis bzw. mit der Scheide und mit dem gesamten Körper beim Sex umgegangen wird, macht einen wesentlichen Unterschied im sexuellen Erleben aus. Das ist der entscheidende Faktor, der sexuelle Potenz definiert.

Hier also ein paar Fakten zur ‚sexuellen Potenz'. Sexuelle Potenz betrifft nicht nur Männer, sondern alle sexuellen Wesen, also auch Frauen, und ebenso alle, die sich nicht in einer heteronormativen Welt zu Hause fühlen. Sexuelle Potenz hat nicht mit der Häufigkeit des sogenannten sexuellen Aktes zu tun und auch nicht mit der Tatsache, dass jemand immer will und/oder immer kann. Sexuelle Potenz hat nicht mit der Anzahl von Orgasmen, die innerhalb einer gewissen Zeit erlebt werden können, und auch nicht mit der Fähigkeit zu tun, dem anderen einen Orgasmus ‚zu besorgen'. Sexuelle Potenz hat in allererster Linie mit der Fähigkeit zu tun, sich in der sexuellen Erregung den Lustgefühlen vollkommen hingeben zu können, das heißt, den unwillkürlichen Bewegungen und Impulsen des Körpers nachzugeben, zeitweise auch die Kontrolle über den Körper zu verlieren, ihm gewissermaßen die Regie zu überlassen. Das lässt sich leicht behaupten, nach dem Motto: „Ja klar, das kann ich! Ich bin doch erregt, habe eine Erektion und/oder bin zum Höhepunkt gekommen." Der Körper weiß es jedoch besser. Er lügt nicht. Er kann nicht lügen. Sexuelle Potenz betrifft mehr als die Häufigkeit, die Art und Weise, wie wir Sex haben: wie unser Körper daran beteiligt ist und ob sein Potenzial, seine Durchlässigkeit, seine Intensität zur Geltung kommen oder nicht. Noch genauer, wie sich das Spiel der Gesetze des Körpers - Bewegung, Atmung, Spannung und Rhythmus - gestaltet. Je mehr Anspannung im Körper, je flacher die Atmung, je schneller und mechanischer die Bewegungen, desto kleiner die Durchlässigkeit und am Ende die Genussfähigkeit und die Lust, das heißt die Potenz. Je mehr Bewegung und dynamische Spannung, tiefe Atmung, Spiel mit den verschiedenen Rhythmen, umso mehr können sich sexuelle Erregung und Lust im Körper ausbreiten.

Tatsächlich wurde der Potenzbegriff ursprünglich für den Mann verwendet. Wilhelm Reich, dessen Forschungen die Grundlage für die spätere Körperpsychotherapie bildeten, beschreibt es so: „Man nannte einen Mann potent, wenn er den Geschlechtsakt ausführen konnte."[69]

69 Reich, W. (2014). Die Funktion des Orgasmus. 10. Auflage, Erstausgabe 1942. Köln: KiWi Paperback.

Der Fokus liegt laut dieser Definition auf der Erektionsfähigkeit. Doch Männer, bei denen dies im Vordergrund steht, erleben beim Samenerguss oft keine oder nur geringe Lust oder sogar das Gegenteil davon, Ekel und Unlust. Bis 1923, als Wilhelm Reich seine Orgasmustheorie bekannt machte, sah man sexuelle Potenz lediglich als Fähigkeit, eine Erektion zu bekommen und anschließend ejakulieren zu können. Diese Aspekte sind aber laut Reich nur Vorbedingungen für die von ihm sogenannte orgastische Potenz (= sexuelle Potenz). Die orgastische sexuelle Potenz ist demnach „die Fähigkeit zur Hingabe an das Strömen der biologischen Energie ohne jede Hemmung, die Fähigkeit zur Entladung der hochgestauchten sexuellen Erregung durch unwillkürliche lustvolle Körperzuckungen“[70].

Reich unterscheidet zwei Phasen im sexuellen Erleben: eine willkürliche und eine unwillkürliche.

In der ersten Phase wird aktiv von beiden Partnern*innen die Erregung gesucht. Sie sind zärtlich zueinander und beide sind gleich aktiv. Das Genital schwillt an: Bei der Frau wird die Scheide feucht und empfänglich; der Mann spürt den Drang, mit seinem Glied zu penetrieren. Beim gegenseitigen Kontakt der Genitalien bzw. bei Einführung des Penis in die Scheide steigert sich die Lust bei beiden. Der Wunsch, tief einzudringen bzw. ausgefüllt zu werden, wird größer. Die Erregung ist fokussiert durch die beidseitige, langsame, spontane und nicht angestrengte Reibung der Genitalien. Das Ich ist darauf konzentriert, alle Lustmöglichkeiten auszuschöpfen. „Nach übereinstimmenden Mitteilungen potenter Männer und Frauen sind die Lustempfindungen umso stärker, je langsamer und linder die Reibungen und je besser sie aufeinander abgestimmt sind.“[71] Spricht oder lacht einer der beiden oder beide, deutet dies daraufhin, dass das Vermögen, sich hinzugeben, schwer gestört ist.[72] Denn die Hingabe erst macht ungeteiltes Versinken in das strömende Lustempfinden möglich. In dieser Phase ist die Unterbrechung der Reibung ohne

70 Ebd.
71 Ebd.
72 Ebd.

seelischen Aufwand durchzuführen. Durch Pausen lässt sich die Erregung immer mehr steigern und ergreift so den ganzen Körper.[73]

In der zweiten Phase übernimmt der Körper die Regie und unwillkürliche Bewegungen und Kontraktionen finden statt. Die Steigerung der Erregung kann nicht mehr reguliert werden und ein lustvolles Empfinden setzt ein. In dieser Phase ist die Unterbrechung des Aktes für beide absolut unlustvoll. Das Bewusstsein ist dabei eingeschränkt und auf den Akt selbst fokussiert. Alles andere verschwindet in den Hintergrund der Wahrnehmung. Das Raum- und Zeitgefühl verändert sich. Der ganze Körper ist von der Erregung erfasst und der Höhepunkt wird durch unwillkürliche Kontraktionen der Beckenbodenmuskulatur erreicht. Die Erregung klingt anschließend in einer sanften Kurve aus. Eine wohlige körperliche und seelische Entspannung sowie eine zärtliche Stimmung breiten sich aus.

Sexuelle Potenz hat demnach weniger mit der Häufigkeit und mehr mit dem, wie wir Sex haben, zu tun. Sie setzt einige Aspekte voraus, darunter die Fähigkeit, sich den unwillkürlichen lustvollen Zuckungen des Orgasmus hingeben zu können, zeitweise die Kontrolle an den eigenen Körper abgeben und dabei die sexuelle Erregung komplett abbauen zu können und schließlich sich sowohl körperlich als auch emotional auf das lustvolle Erleben einzustellen.

Diese Fähigkeiten sind zum großen Teil erlernbar und erweiterbar. Es wäre an dieser Stelle fatal zu glauben, dass Sexualität und damit auch der eigene Umgang mit sexueller Erregung angeboren oder für immer festgelegt und deshalb nicht veränderbar sei. Mir liegt es allerdings fern, ein Problem zu schaffen, wo es keins gibt. Das heißt aber nicht, dass es für alle ein Schema F der ‚Potenzsteigerung' gibt, und genauso wenig muss es überhaupt unbedingt etwas zu ‚steigern' geben: Solange zwei Menschen eine für sich befriedigende Form des (a-)sexuellen Austausches miteinander gefunden haben, ist diese Form für sie absolut richtig. Sollte dies nicht der Fall und einer oder beide unbefriedigt sein, könnte eine Auseinandersetzung mit dem, wie sie

73 Ebd.

Sex haben, zu einer Aufweichung von Mustern führen, die das sexuelle Potenzial möglicherweise eingeschränkt haben. Inwieweit sich jemand auf einen solchen Veränderungsprozess einlassen möchte, ist sehr individuell und auch keine absolute Notwendigkeit. Gerade in einer Zeit, in der Selbstoptimierung zu einer fast unwiderstehlichen Norm geworden ist, scheint es mir zunehmend sympathischer, diese Tendenz selbstironisch zu betrachten und sich diesem gesellschaftlichen Zwang mitunter auch zu entziehen. In diesem Sinne empfehle ich Ihnen eine kritische Überprüfung, ob es für Sie passt und Sinn macht, die hier beschriebenen Anregungen auszuprobieren. Wenn dies nicht der Fall sein sollte, wünsche ich genauso viel Spaß beim Sex, wie auch immer dieser geartet ist!

Immer noch einfallslos beim Berühren?

Haben Sie schon mal Ihre*n Partner*in massiert? Gehören Sie auch zu denjenigen, die nach drei Minuten keine Idee mehr haben, was Sie mit dem Körper des anderen machen können? Ich kann Sie trösten, Sie sind nicht allein damit. Verspielte sinnliche Variationen in der Berührung fallen nicht jedem spontan ein. Vor allem Menschen, die viel denken und in der Selbstbefriedigung einen mechanischen Druckmodus haben, sind in der Intimität etwas unbeholfen und reproduzieren ihre eintönigen angespannten Berührungen auch in der partnerschaftlichen Sexualität. Auch in diesem Fall scheint das Praktizieren achtsamer sinnlicher Berührung sehr hilfreich, wie Marion etwas verschämt erzählt: „Also vorher, glaube ich, dass ich in der Form der Berührung, ich sage es jetzt krass, einfallslos war. Das war also immer das Gleiche, weil ich überhaupt nicht auf die Idee gekommen bin, eben mal was anderes zu machen, das mal aufzulockern, mit der Geschwindigkeit zu spielen, langsamere Berührungen, schnellere Berührungen oder dann wieder kräftigere, und damit eben auch zu spielen. Das hat sich einfach durch das Erleben und Lernen verändert. Und das hat sich sehr positiv auf die Beziehung ausgewirkt."

Berührung ist nicht gleich Berührung! Lassen Sie sich Zeit dabei, schalten Sie den Kopf ab und folgen Sie der Lust Ihrer Hände! Sie werden überrascht sein, welche Entdeckungen Sie auf Ihrer Insel der Sinnlichkeit machen werden.

Orgasmusfähigkeit der Frau ...

Ganz überrascht war ich von Antons Aussage. Er erzählte, dass seine Partnerin bis dahin gar kein Thema oder Problem mit ihrer Sexualität hatte. Im Gegenteil, sie hatte immer behauptet, sie wäre erfahrener als ihr Partner und bei ihr wäre alles in Ordnung.

Es handelt sich hier um ein etwas brisanteres Thema, nämlich die Orgasmusfähigkeit der Frau. Vor allem geht es hier um die Frage, ob es zwei - oder sogar drei - verschiedene weibliche Orgasmusvarianten gibt und - selbstredend - ob die eine besser als die andere sei. Ich möchte auch an dieser Stelle kein Problem schaffen, wo es keins gibt. Das heißt, wenn eine Frau mit ihrem - wo auch immer verorteten - Orgasmus zufrieden ist, ist auch alles in Ordnung. Viele Frauen kommen aber in meine Praxis und wünschen sich, beim Geschlechtsverkehr zum Höhepunkt zu kommen, auch dann, wenn sie mithilfe von Sextoys, durch orale Stimulation oder indem sie selbst oder der*die Partner*in Hand anlegt, problemlos zum Höhepunkt kommen können. Diesen Frauen möchte ich helfen. Ohne versprechen zu können, dass es für alle möglich ist, gibt es sicherlich einige Anregungen, die diese Fähigkeit positiv beeinflussen könnten. Eine davon ist die Praxis achtsamer sinnlicher Berührung.

Was Anton mir erzählte, hörte sich sehr interessant an. Er behauptete, dass „das Ganze so weit ging, dass sie (die Partnerin) zwar gedacht hatte, dass sie Orgasmen hat, dass sie aber eigentlich erst durch diese Massagen ihre Orgasmusfähigkeit entwickelt hat.“ Was meint Anton damit? Oft erleben Frauen - Männer im Übrigen auch - sehr punktuelle, genital-fokussierte Entladungen, die sie auch als Orgasmen betrachten. Es handelt sich auch tatsächlich um orgastische

Entladungen. Damit ist jedoch oft nicht das gesamte sinnliche und sexuelle Potenzial der Person ausgeschöpft. Durch die Praxis achtsamer sinnlicher Massagen kann das eigene Erregungspotenzial weiter erforscht werden, auch dann, wenn jemand bereits ‚orgasmusfähig' ist. Orgasmus ist nicht gleich Orgasmus und in diesem Sinne ist für uns alle noch viel Entfaltungsraum möglich. Für manche Frauen wird erst durch diese Form intimer, achtsamer, sinnlicher Massage der vaginale Orgasmus möglich: „Der erste Durchbruch kam bei einer Einzelsession. Ich wurde ganz tief innen berührt und da habe ich auch gemerkt, da wächst was zusammen, und seitdem konnte ich vaginal kommen", beschreibt Marion ihre Erfahrung. Obwohl sie bis dahin durch klitorale Stimulation mit Vibrator zum Höhepunkt gekommen war, konnte sie durch achtsame sinnliche Massagen ihr Potenzial weiter erforschen und den vaginalen Orgasmus für sich entdecken.

... und die weibliche Ejakulation

Die Orgasmusfähigkeit der Frau kann sich zusätzlich weiter entfalten und vielleicht kann sie zum ersten Mal die weibliche Ejakulation bei sich selbst oder bei der Partnerin erleben, wie Marion berichtet: „Ja, erstaunlich, es hat mich total geflasht! Ich hatte schon viel über die weibliche Ejakulation gelesen. Aber als ich es dann real erlebt habe, war es schon beeindruckend. Es war auch nicht nur schön. Es war dabei auch ein körperlicher und emotionaler Schmerz. Es war ein spannendes Erlebnis, sehr intensiv und tief. Es zog sich bis zum Herzen durch, da sind mir auch die Tränen gekommen, aber das war ok." Intensive Berührungen in der Scheide und im Bereich des G-Punktes können diese Erfahrung ermöglichen.[74] Tatsächlich wird dieser Aspekt weiblicher Sexualität bis heute wie eine Fata Morgana behandelt. Es werden unterschiedliche Hypothesen für dieses ‚Phänomen' formuliert und einige behaupten sogar, es würde gar nicht existieren.

74 Sundahl, D. (2006). Weibliche Ejakulation und der G-Punkt. Freiburg: Hans Nietsch Verlag.

Bereits der griechische Gelehrte Aristoteles berichtete 300 v. Chr. von einer besonderen Flüssigkeit, die beim Orgasmus der Frau abgesondert wird. Auch der griechische Arzt und Anatom Galen beschrieb im zweiten Jahrhundert das Vorhandensein einer weiblichen Prostata, während der deutsche Gynäkologe Ernst Gräfenberg diese Zone des weiblichen Genitals als G-Punkt bezeichnete. Durch die Stimulation dieses Punktes soll eine weibliche Ejakulation ausgelöst werden. In den 1970er Jahren wurde das Thema von der Frauenbewegung erneut aufgegriffen. Schwerpunkt bildete hier die Definition der weiblichen Ejakulation als natürlichen Teil des weiblichen sexuellen Erlebnisspektrums. Die weibliche Ejakulation wurde u.a. als ‚Freudenfluss' beschrieben. Trotz einiger Studien ist jedoch nach wie vor weitgehend unklar, woher die ejakulierte Flüssigkeit stammt und wie der Vorgang genau abläuft.

Fakt ist, dass Frauen immer wieder diese Erfahrung machen und dabei ambivalente Gefühle erleben. In der Scheide der Frau - im Bereich des G-Punktes und beim Muttermund - sind die unterschiedlichsten emotionalen Erfahrungen gespeichert, die oft nicht nur angenehm und lustvoll gewesen sind.[75] Darum können bei intensiver Berührung zunächst auch diese tiefer vergrabenen Gefühle an die Oberfläche befördert werden, weshalb Tränen fließen und auf diesem Wege traumatische Erfahrungen gemildert und transformiert werden können. „Der Körper ist ein Fluss, wenn man ihn fließen lässt", kommentierte einmal eine meiner Lehrtherapeut*innen; gerade bei diesem Phänomen weiblicher Lust scheint es mir passend zu sein. Je mehr wir auf der Insel der Lust die Gewässer von Hindernissen befreien, desto freier kann alles fließen, was da ist - seien es Tränen oder andere Flüssigkeiten, Trauer, Scham, Lust und Leidenschaft.

75 Ebd.

Entschleunigung und Wahrnehmung

Die Themen Zeit, Langsamkeit und Entschleunigung spielen eine wichtige Rolle in der Sexualität. Sich Zeit zu lassen, langsamer zu werden, zu entschleunigen sind wesentliche Voraussetzungen für die Wahrnehmung. Wahrnehmung braucht Zeit. Wenn wir den Zug nicht verpassen wollen, rennen wir und schalten dabei ablenkende Wahrnehmungen von Reizen, die uns aufhalten könnten, aus. Beim Sex ist es ähnlich. Wenn der Orgasmus als Ziel fokussiert wird, wird eine ganze Reihe an interessanten Empfindungen unterdrückt bzw. gar nicht erst wahrgenommen. Die Fähigkeit, in einer sexuellen Begegnung entschleunigen zu können, kann unerwartete Momente schenken, die sonst unbeachtet bleiben würden. Langsamkeit und Entschleunigung sind ein Weg, intensiver zu spüren, bewusster zu werden. „Ich konnte durch Langsamkeit mehr zulassen, selbst mehr wahrnehmen. Mir mehr Aufmerksamkeit geben. Mir bewusst werden über die Prozesse, die sich in mir abspielen“, erzählt Anton. Zeit spielt eine große Rolle im und für das sexuelle Erleben. Das bedeutet nicht, dass der Sex immer mit viel Zeit und langsam ablaufen muss. Wenn man entschleunigen kann, lässt sich zwischendurch auch eine schnelle und kurze sexuelle Begegnung genießen, weil man weiß, dass auch das andere möglich ist. Ohne Muße ist es schwer, Gefühle entstehen zu lassen, sich zu öffnen, zueinander zu finden, sich ein Stück mehr fallen zu lassen.

Die Praxis achtsamer sinnlicher Berührung unterstützt für Marion den Prozess der Entschleunigung: „Ich bin sehr viel langsamer geworden“, erzählt sie. „Ich wünsche mir jetzt, dass meine Yoni länger berührt wird, und das genieße ich jetzt anders.“ Durch diesen Fokus auf das Sich-Zeit-Lassen können andere Wahrnehmungen stattfinden, der Genuss nimmt zu. Sarah beschreibt das so: „Ich kann mir selber mehr Zeit lassen und genieße dabei umso mehr die Berührungen.“ Vor allem dann, wenn die sexuelle Begegnung weitgehend ergebnisoffen bleibt und der Orgasmus kein zwangsläufiges Ziel sein muss.

In diesem Zustand kann man sich eher den verschiedensten Empfindungen hingeben, auch wenn diese scheinbar nicht ‚zielführend' sind und doch sehr angenehm und lustvoll sein können.

Die Sensibilität in der Wahrnehmung des Gegenübers wächst. Anton erzählt mir, wie diese Sensibilität in der Intimmassage seiner Partnerin viel größer geworden sei und wie er sie dadurch mehr wahrnehme: „Ich merke, ich nehme Spannungen wahr. Ich merke, ich weiß, wie es sich anfühlt, wenn eine Frau weit ist und wenn eine Frau sich zusammenzieht. Und wenn ich das wahrnehme, gehe ich einfach nicht weiter und warte." Die Sensibilisierung für das, was gerade passiert, schafft Raum für neue Entdeckungen. Oft wird der Sex in Beziehungen langweilig, weil immer dasselbe routinierte Schema abgespult wird. Durch eine sensiblere Wahrnehmung können sich die Partner*innen immer wieder neu auf diesen einen Moment einstellen und sich im Hier und Jetzt begegnen und von dort aus schauen, was passieren mag. Haben Sie sich schon mal einfach Zeit genommen und das Genital des*der Partner*in in aller Ruhe angeschaut, angefasst, berührt, schlicht und ergreifend: wahrgenommen, ohne ein bestimmtes Ziel zu verfolgen?

Ergebnisoffene Absicht

In diesem Abschnitt beschäftigen wir uns mit einem Thema, das vielleicht eine der schwierigsten Herausforderungen innerhalb einer intimen, monogamen Beziehung darstellt. Sich dem*der Partner*in sexuell anzunähern, ihm*ihr deutlich zu machen, dass man einen Wunsch nach sexueller Intimität hat, bedeutet, das eigene Begehren zu zeigen. So versetzt man den anderen in eine Machtposition, weil von seiner bzw. ihrer Reaktion nun die Erfüllung des eigenen Bedürfnisses abhängt. Je nach Dynamik in einer Paarbeziehung kann diese Tatsache, die in einer ausreichend gut funktionierenden Beziehung an sich belanglos und selbstverständlich erscheinen mag, eine große Brisanz erlangen. Wenn man sexuelles Interesse zeigt und der andere positiv darauf reagiert, läuft alles unproblematisch ab. Wenn er oder sie jedoch nicht genau so reagiert, wie wir es gerne hätten, wenn der Sex nicht so verläuft, wie wir ihn uns vorgestellt haben, reagieren wir oft frustriert und vorwurfsvoll. Zu verstehen, dass ein Kuss ein Kuss ist und nicht ein offenes Versprechen für mehr, heißt zu akzeptieren, dass eine intime Begegnung ergebnisoffen sein sollte. Dass sie an jeder Ecke eine neue Wendung nehmen kann und dass es keinen festen Fahrplan gibt. Auf der anderen Seite jedoch, wenn die Positionen innerhalb der Beziehung stark polarisiert sind, wenn der eine immer die Initiative ergreift und die andere diese immer zurückweist, ist ein kritischer Punkt erreicht, bei dem womöglich tiefgreifende Konflikte die Ursache sind.

Warum ist das so? Begehren und die eigene Lust auf Sex zu zeigen, erfordert Mut, sexuelle Selbstsicherheit und die Fähigkeit, gelassen und entspannt auf ein „Nein“ oder auf ein „Heute nicht so“ reagieren zu können. Oft reagieren wir aber anders. Das „Nein“ wird als Abwertung oder Ablehnung der eigenen Person wahrgenommen, das „Heute nicht so“ als unwillkommene Variation des gewohnten Ablaufs. In einer monogamen Beziehung wird der*die Partner*in die einzige Bezugsperson für die Befriedigung einer ganzen Reihe von Bedürfnissen, die durch den Sex erfüllt werden können (diese werden in Kapitel 6 dieses Buches ausführlich beschrieben). Wenn der*die Partner*in uns den Sex vorenthält, fühlen wir uns ausgeliefert. Das Aufweichen eines festgefahrenen Musters ist dennoch einer der wichtigsten inneren Lernschritte im Laufe eines therapeutischen Prozesses. In einer intimen Begegnung bei einer ausreichend gut funktionierenden Beziehung muss nicht notwendigerweise auf A immer B folgen, wobei C immer dabei sein muss. Eine erwartungsfreie Absicht ist ebenso erstrebenswert wie eine innere Haltung der Gelassenheit, die eine abwechslungsreiche Sexualität ermöglicht. Diese muss keiner ‚Norm‘ entsprechen, weil sie der momentanen Befindlichkeit beider entspringt und in jedem Moment eine neue Wendung nehmen kann. Dadurch sind sinnliche, ergebnisoffene Begegnungen möglich, die somit viel mehr Spielraum und Variationen erlauben.

Stellen Sie sich vor, dass Sie als Gast auf die Insel Ihrer*Ihres Partner*in eingeladen werden oder Sie auf Ihre eingeladen haben! Sie werden sicher nicht einfach alles tun, was Ihnen durch den Kopf geht, sondern schauen, was Ihr Gast oder Ihre Gastgeberin vorhat und wohin die Konversation geht. Vielleicht möchten Sie das nächste Mal mit dieser inneren Haltung in die intime Begegnung mit Ihrem*Ihrer Partner*in gehen und schauen, was passiert?

Anton erzählt ganz ausführlich von seiner Erfahrung mit erwartungsfreier Absicht in einer intimen Situation. Er beschreibt ganz anschaulich, wie er zwar mit einer Absicht in die Begegnung mit seiner Partnerin geht. Diese Absicht jedoch keine automatische Erwartung beinhaltet, keine Aufforderung für die Partnerin impliziert, ihr Bedürfnis zu befriedigen: „Ich berühre nicht absichtslos, ich habe eine Intention in der Berührung, aber sie ist frei von Erwartungen. Ich möchte meiner Partnerin doch Lust schenken und sie verwöhnen, aber ich habe nicht die Erwartung, dass sie jetzt auf eine bestimmte Weise reagiert beziehungsweise bewerte nicht, was passiert, und noch weniger beziehe ich es auf mich. Ich gucke einfach, was so passiert, wie es sich entwickelt." Das war gerade für ihn nicht immer so. Wenn er sich früher seiner Frau genähert hat, tat er dies mit dem unausgesprochenen Bedürfnis, in seiner Männlichkeit bestätigt zu werden, dessen er selber sich jedoch nicht bewusst war.

Selbst-Bestätigung und Bestätigung durch den*die Partner*in gehört zwar zu den Hauptgründen, warum Menschen Sex haben wollen. Problematisch wird es aber dann, wenn dieser Aspekt die anderen überragt und zu dominant wird. Sollte das der Fall sein, ist das Ergebnis genau das Gegenteil, denn es gibt kaum etwas anderes, was den*die Partner*in weniger ‚sexy' macht als das Bedürfnis nach Bestätigung aus mangelnder sexueller Selbstsicherheit.

Die Praxis der Achtsamkeit in der Berührung trägt genau dazu bei, diese Tendenz aufzuweichen, indem man sich dieses Musters bewusst wird. In jedem Moment, bei jeder Berührung geben wir uns die Zeit mitzubekommen, was genau beim anderen passiert. Durch Berührungen werden Angebote gemacht, Einladungen geäußert, worauf die berührte Person je nach ihrer momentanen Befindlichkeit reagieren kann. Und ein nonverbaler Dialog kann durch Berührung nach Berührung, durch Atemzug nach Atemzug, ohne festen Fahrplan und ohne festgelegtes Ziel entstehen.

Was macht mich an?

Sexuelle Reize wie Sinnesreize, Fantasien und Gefühle sind der Schlüssel zur Erregung. Ohne sexuelle Reize wird das Genital nicht angesprochen und dementsprechend nicht bereit für den sexuellen Austausch sein: Der Penis wird nicht steif, die Vagina schwillt nicht an und wird zudem nicht feucht. Darum sind sexuelle Reize zentral für unser Sexualleben. Ich nenne sie auch sexuelle ‚Anker', weil sie tatsächlich die Funktion erfüllen, die eigene Erregung im Körper zu verankern und sie sicher zu machen. Es reicht eben nicht, dass ein Reiz den Erregungsreflex auslöst. Der Reiz muss sich wiederholen, damit die Erregung steigen und sich ‚verankern' kann. Zu wissen, auf welche sexuellen Reize man selber besonders reagiert, ermöglicht eine größere sexuelle Autonomie, weil man gezielt danach suchen kann: ein visueller Reiz, eine besondere Ansprache oder Atmosphäre, eine sexuelle Fantasie. Gerade sexuelle Fantasien scheinen für viele Menschen aus verschiedenen Gründen ein problematischer Punkt zu sein. Viele denken, dass sexuelle Fantasien den Kontakt zu dem*der Partner*in reduzieren, weil man im Kopf woanders ist, und darum lehnen sie sie komplett ab. Auch hier ist keine pauschale Aussage möglich. Wenn Fantasien ein wichtiger Anker für die eigene Erregung sind, könnte der Verzicht darauf die eigene Erregungsfähigkeit zunächst beeinträchtigen. Auf der anderen Seite riskiert man, wenn man nur in der Fantasiewelt unterwegs ist, den Kontakt zu dem*der Partner*in zu verlieren. Einige nutzen diese Ressource wie ein Gewürz, bei Bedarf hilft immer mal wieder eine kleine Prise davon, der eigenen Erregung auf die Sprünge zu helfen und die intime Begegnung mit dem anderen anzufeuern. Gleichzeitig bietet die Übung der Achtsamkeit in der intimen Begegnung die Möglichkeit, den eigenen Fokus auf unmittelbare sinnliche Wahrnehmungen zu lenken, sodass die reine Fantasie weniger zentral für die eigene Erregung wird.

Anton und Marion erzählen tatsächlich, dass bei ihnen die Dominanz sexueller Fantasien als Erregungsquelle nachgelassen hat; andere Qualitäten und Aspekte sind für sie interessanter und erregender geworden: „Die Sensitivität hat sich erhöht", erzählt Anton. Dabei ist das Kopfkino, der Fantasieanteil, eher geringer geworden. Die Wahrnehmung subtiler Aspekte in der Begegnung ist bei Marion gewachsen: „Ich glaube, ich habe vorher eher mehr mit Fantasien gespielt, definitiv", sagt sie. „Es hat sich inzwischen etwas verändert, ich nehme mehr Schwingungen wahr." Eine weitere ‚Spielebene' wird entdeckt: „Ja, es ist viel, viel stärker auf eine energetische Ebene gegangen", beschreibt Marion weiter. Es ist, als ob eine neue Komponente hinzugekommen wäre, deren Existenz man vorher nicht mal vermutet hat. Eine energetische Schwingung, die feiner ist als die anderen und erst durch mehr Präsenz in der Begegnung wahrgenommen werden kann.

Neben den Fantasien scheinen auch die visuellen Reize weniger erforderlich zu werden: „Ich war früher nur auf schöne Menschen aus", gibt Anton etwas zögerlich zu. „Also, es ging hauptsächlich um ganz klar äußerliche Reize." Auch Sarah erzählt etwas Ähnliches: „Heute ist es so, dass die Sachen, die vorher für mich erregend waren, weiterhin Erregung auslösen können, aber diese haben keine so große Bedeutung mehr für mich." Das Spüren und Fühlen, die Schwingungen, die energetischen Aspekte scheinen durch die Praxis achtsamer sinnlicher Berührung insgesamt mehr Bedeutung zu erlangen zugunsten von anderen, wie Anton sagt, „oberflächlicheren" Elementen wie das Visuelle oder die eigene Fantasie.

Auf der Insel der Lust können alle Sinne freudig tanzen und sich austoben. Genüsslich ermattet kann man auch am Strand oder auf einer Wiese liegen und den eigenen erotischen Tagträumen und Fantasien nachhängen. Also auch in diesem Fall geht es nicht um richtig oder falsch, vielmehr geht es darum, das Gesamtpotenzial unserer Lust zu kennen und aus der Fülle zu schöpfen!

Zusammenfassung und weitere Übungen

Worauf kommt es an, wenn wir unser sexuelles Potenzial auf der körperlichen Ebene erweitern möchten? Hier habe ich die wichtigsten Aspekte nochmal auf den Punkt gebracht:

- Unsere sexuelle Muttersprache beeinflusst die Art und Weise, wie wir Sex mit dem*der Partner*in erleben. Sollte beim Sex viel Druck und Spannung im Körper sein oder sich ein Gefühl von Mühe und Anstrengung ausbreiten, ist der Zeitpunkt gekommen, mehr Bewegung in Becken und Atmung zu bringen und den Sex zu entschleunigen.
- Mit dem Kopf woanders zu sein, sich in eigenen Gedanken zu verlieren, reduziert die Intensität im Kontakt mit dem*der Partner*in. Sollte das der Fall sein, lohnt es sich, die Zentrierung zu üben.
- Intensität entsteht vor allem durch Langsamkeit und Sich-Zeit-Nehmen. Probieren Sie, beim Sex zwischendurch zu entschleunigen, und genießen Sie die feinere Wahrnehmung.
- Zum guten Sex gehört in erster Linie eine gute Beziehung zum eigenen Genital. Sollte das noch nicht ganz der Fall sein, ist vielleicht die Zeit gekommen, etwas dafür zu tun. Über intensive Berührungen werden die neuronalen Voraussetzungen im Gehirn geschaffen, die eine bewusste Wahrnehmung ermöglichen.[76]

76 Rescio, S. (2014). Sex und Achtsamkeit. Sexualität, die das ganze Leben berührt. Bielefeld: Kamphausen Verlag.

- Nicht jede intime Berührung muss zwangsläufig zum Geschlechtsverkehr und/oder zum Höhepunkt führen. Falls das Ihr Muster ist, probieren Sie mal aus, wie es sich anfühlt, wenn Sie mit einer ergebnisoffenen Absicht in die Begegnung gehen. Lassen Sie sich überraschen, falls der*die Partner*in das auch mal versucht! Genießen Sie Ihre sinnliche Reise mit dem anderen, statt nur an das vermeintliche Ziel zu denken. Der Geschlechtsverkehr und der Orgasmus sind nicht zwangsläufig das ultimative Ziel einer sexuellen Begegnung.
- Sex bedeutet unter anderem Kommunikation. Das eigene Potenzial zu erforschen, schafft Klarheit über eigene Bedürfnisse und Grenzen. Die Kommunikation darüber wird einfacher.
- Und wenn Sie es möchten, erforschen Sie als Frau bei sich selbst oder bei Ihrer Partnerin die weibliche Ejakulation.

WEITERE ÜBUNGEN UND ANLEITUNGEN

Wenn Sie inspiriert und neugierig geworden sind, etwas selbst auszuprobieren, finden Sie hier weitere sinnliche Anregungen für Ihre persönliche und/oder gemeinsame Insel der Lust. Nehmen Sie sich ein wenig Zeit und lesen Sie die Anleitungen durch. Bereiten Sie dann alles vor und genießen Sie den sinnlichen Raum, den Sie sich geschaffen haben.

1. Autoerotik

Probieren Sie bei der Selbstbefriedigung andere Berührungen aus, auch wenn diese nicht gleich Erregung erzeugen. Berühren Sie Ihr gesamtes Genital und auch die angrenzenden Körperbereiche.

Wandern Sie mit der zweiten Hand über den Körper, entdecken Sie weitere angenehme Stellen und berühren Sie diese. Wenn Sie Erregung ausgelöst haben, versuchen Sie Ihren Körper ein wenig oder anders als sonst zu bewegen. Wenn Sie liegen, machen Sie kleine Bewegungen, als ob Sie den Rücken an der Unterlage reiben wollten oder auf einer Luftmatratze auf der Wasseroberfläche liegen würden und sanfte Wellen Ihren ganzen Körper berühren und bewegen. Vergessen Sie dabei nicht, Ihren Kopf zu berühren und langsam hin- und herzubewegen, öffnen Sie den Mund, atmen Sie aus, befeuchten Sie immer wieder Ihre Lippen mit der Zungenspitze.

- Empfohlene Zeit für diese Übung: 10–15 Minuten

2. Weibliche Ejakulation

Für diese Übung gehen Sie bitte vorher auf die Toilette und trinken dann nichts mehr. Legen Sie sich am besten ein oder zwei dicke Handtücher auf das Bett oder wo auch immer Sie sich hinsetzen oder hinlegen möchten. Lassen Sie sich viel Zeit für diese Übung und wiederholen Sie sie so lange, wie Sie es brauchen. Stimulieren Sie mit dem Mittelfinger Ihren G-Bereich. Diesen spüren Sie, wenn Sie mit dem Finger halb eingedrungen sind. Die Stelle, die Sie mit dem weichen Teil Ihres Fingers spüren, ist der G-Bereich. Dieser fühlt sich etwas härter als die Umgebung und geriffelt an. Machen Sie kreisende Bewegungen oder drücken Sie sanft mit der Fingerkuppe darauf. Wenn Sie spüren, dass Sie Wasser lassen möchten, tun Sie es. Es handelt sich womöglich bereits um die weibliche Ejakulation. Die Empfindung ist zunächst ähnlich wie der Drang, Wasser lassen zu müssen. Oft unterdrücken Frauen das freie Fließen, weil sie genau das befürchten. Damit unterdrücken sie aber einen wesentlichen Teil ihrer Lust.

- Empfohlene Zeit für diese Übung: 10–15 Minuten

Kapitel 5: Sexuelle Ideale, Normen und Glaubenssätze

Der Mensch besteht aus zwei Teilen:
seinem Gehirn und seinem Körper.
Aber der Körper hat mehr Spaß.

Woody Allen

Haben Sie schon mal darüber nachgedacht, was genau Sie über Sex denken? Oder was Sie in Bezug darauf glauben? Welche Idealvorstellungen haben Sie davon, wie ‚guter' Sex sein sollte? Oder welche Moralvorstellungen und Wertesysteme bestimmen Ihr Sexualleben oder beeinflussen es? Und haben Sie darüber nachgedacht, dass Sie viele dieser Gedanken eigentlich ungeprüft übernommen und nie wirklich infrage gestellt haben?

Ich lade Sie hier ein, dies zu tun. Sie können dabei Ihre Gedanken zu Sex im Allgemeinen und über sich selbst als sexuelles Wesen überprüfen. Sie können auch herausfinden, ob es bei Ihnen vielleicht doch noch etwas mehr Spielraum zum Erforschen Ihrer Sexualität gibt.

Die Insel der Lust ist eine Art Theaterbühne, auf der Sie - wenn Sie es wünschen - immer wieder in eine neue Rolle schlüpfen können, auch wenn Sie bis dahin gedacht haben, das würde für Sie niemals infrage kommen. Spielen Sie mit Ihrer Fantasie und tauchen Sie dabei in eine für Sie neue Dimension ein. Spüren Sie, was mit Ihrem Körper dabei passiert, welche Gefühle auftauchen, welche Gedanken dazwischenfunken. Es ist nur ein Spiel Ihrer Imagination, aber wer weiß, vielleicht bleibt es doch nicht nur in Ihrem Kopf?

Glaubenssätze sind Gedanken, die direkt oder indirekt das Sexualleben von Menschen prägen. Diese umfassen unter anderem alles, was wir denken, all das, woran wir glauben. Als Mensch identifizieren wir uns in der Regel vollständig mit dem, was wir denken. Unsere Gedanken und Überzeugungen sind wie eine zweite Haut geworden. Wie die physische Haut, deren Zellen sich regelmäßig erneuern, wäre es sinnvoll, unsere Glaubenssätze ebenso immer mal wieder kritisch zu überprüfen, gerade diejenigen in Bezug auf Partnerschaft, Liebe und Sexualität. Wir sind organische Wesen, und so wie sich unser Körper ständig verändert, so tun es auch unsere Seele und unser Geist. Also, genießen Sie den Sturm auf der Insel, der verstaubte Glaubenssätze und Mythen durcheinanderwirbelt. Danach kann man in Ruhe sortieren und jene behalten, die immer noch Gültigkeit für uns haben.

Es braucht ein wenig Übung, um Gedanken von Gefühlen und/oder Körperempfindungen zu unterscheiden, weil diese in letzter Instanz auch nicht wirklich trennbar sind. Was wir fühlen, ist von unserem Denken mitbestimmt und wiederum bestimmen unsere Gefühle unsere Gedanken sowie unser Körperempfinden. Hinzu kommen körperliche Empfindungen, die Ausdruck unserer Gefühle und Gedanken sein können.[77]

Wenn Sie ein negatives Bild von sich selbst haben, wenn Sie bspw. denken, nicht attraktiv genug zu sein, weil Sie zu dünn, zu dick usw. sind, wie fühlen Sie sich dann in Ihrem Körper, wie ‚bewohnen' Sie ihn? Was kommuniziert Ihr Körper nach außen? Zeigen Sie Ihren Körper selbstbewusst oder versuchen Sie, sich unsichtbar zu machen, damit keiner sieht, was für ‚Makel' Sie haben? Gehen Sie auf andere offen zu oder bleiben Sie dann eher zurückhaltend? Und wie fühlen Sie sich bei diesem Gedanken? Ist das ein Gedanke, der bei Ihnen für eine positive Stimmung sorgt oder für das Gegenteil?

---

77 Storch, M., Cantieni, B., Hüther, G., Tschacher, W. (2017). Embodiment. Die Wechselwirkung von Körper und Psyche verstehen und nutzen. Bern: Hogrefe.

Wenn Sie davon überzeugt sind, dass zum guten Sex immer ein Orgasmus dazu gehört (= Glaubenssatz), wie fühlen Sie sich, wenn das doch nicht immer klappt, weil Sie bspw. zu müde sind oder die Situation Ihnen gerade nicht erlaubt, sich ganz zu entspannen? Denken Sie dann, Sie sind kein*e gute Liebhaber*in, weil Sie sich nicht fallen lassen können? Oder weil Sie es nicht schaffen, Ihre*n Liebhaber*in zum Höhepunkt zu bringen?

Mit diesen wenigen Beispielen lässt sich nur ein kleines Spektrum an Möglichkeiten aufzeigen. Es dürfte jedoch reichen, um das komplexe Zusammenspiel von Körper und Geist greifbar zu machen, auch wenn es sicherlich sehr individuelle Empfindungen gibt, die nur in einem persönlichen Gespräch herausgefunden werden können.

Nun zurück zu den Gedanken und zu dem, wovon wir ‚überzeugt' sind, dass es so ist, ohne es wirklich überprüft und infrage gestellt zu haben. Wie viele Mythen gibt es über Sex? Oder Idealvorstellungen, die ich als ‚Hollywood-Ideale' bezeichne? Ein Mann hat immer Lust auf Sex. Zum Sex gehört Geschlechtsverkehr. Liebe und Sex gehören zusammen, und zwar für immer und nur mit einem Menschen. Und so weiter. Auf dieser Ebene befinden sich Normen und Wertesysteme, die sehr oft unser Sexualleben negativ beeinflussen, wie bspw. das Festhalten an bestimmten Rollenmustern: Ein*e Partner*in ist eher aktiv, der*die andere passiv, ohne Möglichkeit, aus diesen Rollen auszusteigen, die mit der Zeit immer stärker polarisieren.

Wie können diese einschränkenden Kognitionen identifiziert werden? Viele Klient*innen sagen mir zum Beispiel: „Ich bin so im Kopf, ich kann beim Sex nicht abschalten" oder „Ich denke, ich bin kein*e gute*r Liebhaber*in", „So was würde ich meiner Frau nicht antun wollen, das machen nur Prostituierte." Diese Aussagen sind erste Hinweise darauf, dass es sinnvoll wäre, sich damit zu befassen. Es kann sehr befreiend sein festzustellen, dass man diese Gedanken auch ändern kann oder dass sie nicht mehr so viel Macht über uns ausüben, weil wir sie infrage gestellt haben. Vor allem dann, wenn wir neue Erfahrungen machen, die uns diese Überzeugungen überwinden lassen, so wie es die Protagonisten in diesem Buch von sich berichten.

Glaubenssätze & Co.

Glaubenssätze sind all das, was wir über Sex glauben, leider oft, ohne es überprüft zu haben. Manchmal reicht es zudem nicht, ganz viel ‚Erfahrung' zu haben, wenn diese auf der Basis festgefahrener Glaubenssätze oder Rollen basiert. Zu wissen, was genau im Körper bei Erregung passiert und was der Körper braucht, um optimal funktionieren zu können, ist nicht immer ganz so klar. Dieses Unwissen mischt sich dann mit Überzeugungen, wie bspw. „Wenn man verliebt ist, dann wird es schon klappen" oder „Bei dem*der Richtigen wird es schon funktionieren", und das Ergebnis führt leider oft zu Enttäuschung und Frustration.

In Bezug auf Sexualität gibt es in jeder Gesellschaft und Kultur verschiedene Normen. Diese definieren, was ‚normal' ist, das heißt, was gesellschaftlich akzeptiert ist. Welche Erwartungen sollte ein Mensch erfüllen, um als sexuell ‚richtig' und ‚normal' angesehen zu werden? Wie oft muss man Sex haben, wie viele Orgasmen oder wie oft sollte man Stellungen oder sexuelle Praktiken wechseln, um im Bett alles ‚richtig' zu machen? Wie experimentierfreudig und offen muss man sein? Aber wer sagt, dass das ‚Normale' das ‚Richtige' für eine*n selbst ist?

„Ich mag eigentlich ganz ‚normalen' Sex", erzählen mir meine Klient*innen immer wieder und die Art, wie sie das sagen, verrät mir, dass sie einerseits „Ich bin eben ‚normal'" denken, auf der anderen Seite höre ich zwischen den Zeilen: „Die anderen sind es nicht" oder „Sollte ich vielleicht etwas offener für andere Praktiken sein?" All diese ‚Gedanken' drücken unsere innere sexuelle Landschaft aus, beschreiben den Raum, in dem wir uns als sexuelle Wesen bewegen. Und dieser Raum ist gespickt mit Geboten und Verboten, Urteilen und Glaubenssätzen.

Oft sind gerade Glaubenssätze besonders hartnäckig und schwer zu erwischen, sprich, bewusst zu machen, weil sie sich sehr gut in unserem Inneren eingeprägt haben und im Verborgenen agieren. Neulich sprach ich mit einem langjährigen Freund, der mir mit Überzeugung sagte, er sei kein guter Verführer, eben nicht der ‚typische' Mann. Da ich ihn schon sehr lange kenne und sein Liebesleben mitbekommen habe, weiß ich, dass es nicht an partnerschaftlichen Beziehungen und sexuellen Begegnungen gemangelt hat. Also hörte ich, was er sagte, aber irgendwie dachte ich: „Das ist wohl ein Glaubenssatz, der sich irgendwann gebildet hat." Dieser Mann hat sich wahrscheinlich mit anderen verglichen, die er als ‚typisch' männlich ansieht, und festgestellt, dass er nicht der ‚klassische' Latin-Lover-Typ ist, der angeblich alle Frauen mit einem Augenzwinkern verführt. Deshalb denkt er von sich, er sei kein guter Verführer, und an diesem Bild von sich hält er fest. „Aber irgendetwas musst du wohl gut gemacht haben", erwiderte ich meinem Freund, „sonst wärst du wohl immer allein geblieben." Offensichtlich und zum Glück gibt es auch auf dieser Ebene keine allgemeine Norm, der wir alle entsprechen müssen. Wichtig ist, dass wir uns dieser einschränkenden Gedanken bewusst werden und dass wir unsere Insel in ihrer Einzigartigkeit bewohnen und pflegen, anstatt sie zu missachten und vertrocknen zu lassen oder sie zu zwingen, wie die Insel des anderen zu werden.

Um bei dem Thema zu bleiben: Es gibt verschiedene Arten und Weisen, andere Menschen für sich zu interessieren, und nicht eine Formel, die für alle gilt. Ein weiteres Beispiel aus meiner Praxis stammt von einem Klienten, der schon vor vielen Jahren zu mir kam und immer wieder kommt, wenn er an bestimmten Themen arbeiten möchte. Neulich kam er nach fast zwei Jahren Pause. Ich hörte gespannt zu, was er sagte, und freute mich für ihn, als er erzählte: „Sie hatten recht. Ich habe von mir immer gedacht, ich wäre nicht besonders attraktiv und interessant für Frauen, weil ich so bodenständig bin, aber ich habe tatsächlich eine neue Partnerin und es ist alles wunderbar. Und genau meine Bodenständigkeit ist das, was sie am meisten beeindruckt hat."

Diese zwei Beispiele sollten nur eine kleine Aussage über die Vielfalt an Möglichkeiten sein, die uns Menschen zur Verfügung stehen. Glaubenssätze sind auch all die Bilder, die sich in unserem Kopf angesammelt haben, wie die bessere Version von uns selbst sein sollte, wie sie aussehen und sich verhalten sollte. Also eine Art Ideal-Ich, welches immer alles perfekt macht. Es ist nicht wichtig, dass Sie drei Mal die Woche Sex haben, dass Sie jedes Mal Orgasmen kriegen oder immer können. Wichtig ist, dass Sie es genießen, so gut Sie es in dem Moment können. Dass Sie auch sich selbst treu bleiben und Ihre individuelle, persönliche Ausprägung wahrnehmen und diese lieben lernen. Denn Liebe zieht Liebe an. Und Selbstliebe bringt Selbstbewusstheit mit sich und das ist es, was uns sexy macht. Wenn wir uns nicht für das annehmen und lieben, was wir sind, und wenn wir denken, wir müssten zunächst einer bestimmten Norm entsprechen, verpassen wir eine ganze Menge in unserem (Sex-)Leben. Schauen Sie gleichzeitig nach vorne und lassen Sie einen Spalt weit die Tür zum Raum neuer sexueller Möglichkeiten offen, denn es gibt immer etwas Neues zu erleben, ein Leben lang.

Schauen Sie, ob Sie ähnliche Überzeugungen über sich selbst haben, und überlegen Sie, ob es vielleicht doch an der Zeit ist, einige davon zu überprüfen.

Sexuelle Mythen

Unter sexuellen Mythen verstehe ich all jene ‚Märchen', die über Sexualität im Umlauf sind und woran wir einfach blind glauben, als wären sie die ultimative Wahrheit über Sex. Dazu gehört zum Beispiel, dass Männer angeblich immer Lust auf Sex haben, Frauen immer lange brauchen, um zum Höhepunkt zu kommen, oder dass der Sex nur dann gut ist, wenn man zum Orgasmus, am besten – selbstredend – gleichzeitig, kommt. Dass das Erste nicht stimmt, weiß inzwischen hoffentlich jede*r. Männer haben tatsächlich auch nicht immer Lust und manche Frauen brauchen nicht lange, um zum Höhepunkt zu kommen, einige können das sogar, ohne sich direkt zu berühren, sondern einfach nur durch Schenkeldruck, und zwar sehr schnell. Und es gibt auch tatsächlich Männer, die sich deshalb beschweren, weil nach dem Höhepunkt der Partnerin der Sex vorbei ist. Ich glaube, dass es nicht zwingend eine Frage der Zeit ist, sondern der Umstände und der Art und Weise, wie frau zum Höhepunkt kommt, was den Unterschied ausmacht. Wenn Frauen in einer intimen Begegnung mehr nach ihren Bedürfnissen gingen und sich mehr um die eigene Erregung kümmern würden, könnten sie genauso schnell - wenn sie es wünschten - zum Höhepunkt kommen. Es ist aber wieder eine fest verankerte Überzeugung, dass Frauen sich zurücknehmen sollten, dass der Mann seinen Spaß haben soll, dass die eigene Lust und Befriedigung doch nicht so im Vordergrund stehen sollte. Die Haltung vieler Männer beim Sex und ihre eigene Modalität in der Erregungssteigerung spielen dabei selbstredend auch eine Rolle und tragen dazu bei, dass Frauen oft länger brauchen. Wenn es um die Orgasmusfähigkeit geht, sollte man das differenziert betrachten. Wenn es einerseits stimmt, dass die Qualität des Sex nicht daran gemessen werden kann, ob jemand zum Höhepunkt kommt oder nicht, stimmt es allerdings auch, dass es leichter ist, immer mal wieder nicht zum Höhepunkt zu kommen, wenn man weiß, dass es klappen könnte. Damit will ich sagen, dass für Menschen, die nie zum Orgasmus kommen können, der Sex auf Dauer uninteressant und frustrierend werden kann. Anton konnte über die Praxis achtsamer sinnlicher Berührung neue Erfahrungen machen und zu einem größeren sexuellen Spielraum kommen. Je nach Situation und Befindlichkeit konnte er auf den Orgasmus „verzichten“ und der Sex war trotzdem sehr gut. So beschreibt er bspw. sein Erleben: „Je mehr Erfahrungen mit achtsamer sinnlicher Berührung ich machte, um so unwichtiger wurde das Ziel, dass es z.B. zu einem Orgasmus oder zu einer Ejakulation kommt.“

Was er auch noch beschreibt, ist, dass für ihn Orgasmus und Ejakulation nicht mehr zwangsläufig zusammengehören, wie immer noch viele Männer - und Frauen - glauben: „Orgasmen passieren im Kontakt immer wieder.“

Auch Sarah beschreibt etwas Ähnliches, nachdem sie wieder den Kontakt zu ihrem Genital spüren konnte: „Jetzt, wo ich weiß, wie es sich anfühlt, vaginal zu kommen, muss ich es auch nicht immer haben. Es macht das Ganze viel entspannter, es ist mal so, mal anders, je nach Lust und Laune.“

Rollen

Ein besonderer Aspekt betrifft die Rollenverteilung in der sexuellen Begegnung. Kennen Sie das auch? Welche ist spontan Ihre bevorzugte Rolle? Haben Sie schon mal daran gedacht, dass es auch anders laufen könnte? Und sich vielleicht nicht getraut, das anzusprechen, weil der*die Partner*in irritiert reagiert hätte?

Leider ist es noch zu oft der Fall, dass eine etwas veraltete Rollenverteilung im Bett herrscht, bei der Frauen die Erwartung haben, dass der Mann sie zu begehren hat, auf sie zugehen und etwas mit ihnen machen soll. Als Frau selbst mit sexuellem Begehren auf den*die Partner*in zuzugehen, scheint noch für viele weitgehend mit Schamgefühlen besetzt zu sein oder nicht passend zur eigenen Rolle. Frauen dürfen im Bett oft immer noch nicht zu viel Initiative ergreifen – es gehört sich nicht für eine Frau, zu viel Interesse für den Sex zu zeigen – und vor allem dürfen sie keine Veränderungsvorschläge einbringen. Diese könnten ja den Mann irritieren und er könnte seine Erektion verlieren! Diese Haltung ist sicherlich noch das Ergebnis einer sexfeindlichen Kultur, die schon immer versucht hat, Frauen sexuell zu unterdrücken. Was mir in der Praxis begegnet, sind neben Frauen, die wenig Kontakt zum eigenen Begehren haben, auch andere, die nicht riskieren wollen, von dem*der Partner*in abgelehnt zu werden, wenn sie zu viel Begehren, zu viel Lust zeigen (siehe weiter ‚Zu viel sein‘).

Es gibt aber auch Situationen, in denen es um Machtspiele geht. Der*die Partner*in, die weniger Interesse für den Sex zeigt, hat eine Machtposition gegenüber der anderen Person, die mehr will. Und schließlich: Interesse zu zeigen, macht uns angreifbar und verletzlich, darum wird diese Aufgabe gerne dem*der Partner*in überlassen.

Um ein ‚richtiger‘ Mann zu sein, muss ein Mann immer noch weitgehend die aktive, dominante Rolle im Bett übernehmen. Auf der anderen Seite ist es für viele Männer undenkbar, die ‚passive‘, empfangende Rolle zu haben, bei der sie die Kontrolle abgeben und sich mehr aufs Empfangen einlassen. Die passive Rolle wird meist den Frauen zugesprochen, während Männer eher den aktiveren Part übernehmen. Diese Haltung bezieht sich nicht nur darauf, wer die Initiative zum Sex ergreift, sondern auch, wer die gesamte sexuelle Handlung bestimmt und aktiv gestaltet. Diese Aufteilung, die tatsächlich häufig in der sexologischen Praxis vorkommt, führt auf Dauer zu Frustration und sexueller Langeweile.

Interessante Erkenntnisse gewannen Sarah, Marion und Anton durch ihre Erfahrung in dem Massage-Setting. Dieser Rahmen erlaubte ihnen, zeitweise aus diesen festen Rollen - aktiv, passiv - auszusteigen. Und diese Erfahrung beschreiben sie als Bereicherung in ihrem Sexleben: „Die passive Rolle war für mich neu", erzählt Anton, „also ich kannte eigentlich immer nur die aktive Rolle. Hab' das gerade am Anfang in den Einzelsessions sehr genossen, eben völlig passiv zu sein. Nichts tun zu müssen. Es ist ja eher so ein männliches Thema: machen, machen, machen. Und das kann ich auch gut, ich kann immer machen, und nichts zu tun ist dann schon eine - finde ich - sehr angenehme und auch neue Erfahrung."

Zu viel sein

Wie bereits angedeutet, gibt es Überzeugungen, die uns bremsen können, wie bei Sarah: „In der aktiven Rolle habe ich bisher eher das Problem gehabt, dass ich denke, ich bin zu viel", erzählt sie etwas verunsichert. Diese Aussage macht mich sehr nachdenklich. Hier sind wieder unsere Glaubenssätze im Spiel: Wie soll sich eine ‚richtige' Frau im Bett verhalten? Darf sie Lust zeigen? Darf sie die Initiative ergreifen oder ist sie dann keine ‚ehrbare' Frau, wenn sie das tut?[78] Und können Männer - oder andere Frauen - damit umgehen, wenn eine Frau ihre Lust eindeutig zeigt? Diese Fragen sind oft Thema in der Sexualberatung und zeigen mir, wie tief bestimmte Gebote und Überzeugungen verankert sind. Gerade lustvolle und sinnliche

78 In der viktorianischen Zeit wurden Frauen als ehrenhaft bezeichnet, die zwar ausschließlich Sex mit ihrem Ehemann hatten, dabei jedoch gar keine sexuelle Erregung und Lust empfanden.

Frauen trauen sich nicht, ihre volle sexuelle Kraft auszuleben, weil die Partner*innen es bewerten und verurteilen würden, wie mir neulich eine junge Frau erzählte. Ihr etwas älterer Partner machte einige abschätzige Bemerkungen über Frauen, die besonders leidenschaftlich im Bett wären. Daraufhin hat sich meine Klientin nicht mehr getraut, ihre Lustgefühle und Leidenschaft beim Sex zu zeigen. Mit der Zeit hat sie sich immer mehr frustriert zurückgezogen. Zur Zeit haben sie gar keinen Sex mehr. Eine andere schilderte, dass es ihr Partner nicht gut fände und sie blamiere, wenn sie beim Tanzen ihren sinnlichen Körper lustvoll bewegt. Sogar andere Frauen hätten sie beobachtet und über sie gelästert, erzählte sie missmutig weiter.

Um so mehr habe ich mich gefreut, als Sarah mir erzählte, dass sich bei ihr etwas verändert habe: „Dieses ‚Zuviel' habe ich auch nicht mehr." Und ganz gelassen berichtet sie, wie sie jetzt viel klarer zu der eigenen Lust stehe und diese auch lebe.

Schamgefühle in der Sexualität sind ein bekanntes Phänomen. In einem achtsamen sinnlichen Setting können Menschen mit diesen Gefühlen in Kontakt kommen und diese zunehmend ablegen. „Bin ich wert genug, um diese ganze zärtliche und sinnliche Aufmerksamkeit zu bekommen?", fragt sich Marion. In dem Massage-Setting kommt sie in der empfangenden Rolle in Kontakt mit Gefühlen der Minderwertigkeit und kann auch verstehen, warum sie beim Sex doch immer gerne diejenige ist, die für die Befriedigung des Partners zuständig ist. „Wenn er zufrieden ist, dann ist alles gut", sagt sie, „meine eigene Befriedigung ist mir bisher nicht so wichtig gewesen."

Aber auch andere Ängste, vor allem die Angst vor Kontrollverlust über den*die anderen und auch über sich selbst, können sichtbar werden. Auch die Angst vor zu viel Nähe und Intimität kann eine Rolle spielen – man ist in einer Massage-Session lange Zeit ‚on the spot', nackt, in den Händen des*der anderen. „Ja! (...) Es hat sich sehr viel getan, zulassen zu können, was ist. Also wenn ich selbst in einer passiven Rolle bin, dann irgendwie weniger daran zu denken, was passiert jetzt", erzählt Anton, der auch dadurch versteht, dass sein „Immer-Machen“ womöglich durch seine Ängste, die Kontrolle zu verlieren, mitbestimmt war.

Zusammenfassung und weitere Übungen

Sexuelle Normen, Glaubenssätze und idealisierte Vorstellungen von Liebe und Sexualität lassen uns den Kontakt mit der Realität verlieren und hindern uns daran, erfüllenden Sex zu erleben. Es macht Sinn, über den Tellerrand hinauszuschauen und sich mit neuen Möglichkeiten zu befassen.

Hier noch mal einige Denkanstöße dafür:

- Schauen Sie, an welcher Stelle Sie Ihre Komfortzone verlassen können und einen ersten kleinen Sprung in einen für Sie noch unbekannten erotischen, sinnlichen Raum wagen möchten. Tauchen Sie in eine für Sie bis dahin unvertraute Rolle ein und sammeln Sie Erfahrungen damit.
- Vielleicht stoßen Sie dabei auf einschränkende Gedanken, Verbote und innere ‚Richter*innen‘. Schauen Sie, ob Sie diese inneren Stimmen würdigen können, ihnen jedoch nicht die Kontrolle über Ihr Sexleben überlassen. Vielleicht schaffen Sie es dann, diese Überzeugungen zunehmend aufzuweichen und zu überwinden.
- Sollten Sie zu denen gehören, die ganz stark immer eine Rolle im Bett einnehmen, sind Sie vielleicht beim Lesen neugierig geworden und spielen die Position des*der anderen zunächst in Ihrem Kopf durch. Und vielleicht probieren Sie sie ja doch irgendwann auch mal aus. Feste Abläufe und Fixierungen beim Sex reduzieren den Spielraum. Diesen festen Rahmen aufzuweichen ermöglicht ein entspannteres Sexualleben.

ÜBUNGEN UND ANLEITUNGEN

In diesem Abschnitt lade ich Sie ein, sich selbst aus einer anderen Perspektive zu betrachten und dadurch mit Ihren Stärken in Kontakt zu kommen. Sie können auch lernen, Ihr Innenleben etwas differenzierter wahrzunehmen. So können Sie schneller auf die Spur negativer Gedanken kommen und vor allem spüren, wie diese Ihren Körper und Ihre Befindlichkeit beeinflussen. Zum Schluss stelle ich Ihnen eine Übung zum Bewusstwerden von Kommunikationsmustern vor, Muster, die oft das Gegenteil von dem bewirken, was wir uns wünschen.

1. Auf der Suche nach den eigenen Stärken und Ressourcen

Diese Übung wird Ihnen helfen, Ihre Stärken und Ressourcen sichtbar zu machen. Auch wenn es bei dieser Übung nicht unmittelbar um sexuelle Sicherheit geht, hilft sie jedoch, ein insgesamt positiveres Gefühl für sich selbst zu entwickeln. Zeichnen Sie auf einem Blatt eine Linie, die Ihre Lebenslinie darstellen soll. Zeichnen Sie auf dieser Linie drei Momente Ihres Lebens, die bei Ihnen eine negative Assoziation hervorrufen. Vermeiden Sie dabei extrem dramatische Vorfälle. Suchen Sie dann eine Situation aus und erinnern Sie sich daran, wie Sie es damals erlebt haben. Auch wenn es etwas simpel klingen mag, die Tatsache, dass Sie gerade darüber nachdenken können, heißt, dass Sie es überlebt haben. Und Sie haben es überlebt, weil Sie in der Situation Ihre Stärken aktiviert haben.

Überlegen Sie nun, was genau Sie gemacht haben, und kommen Sie in Kontakt mit Ihren Ressourcen. Diese stehen Ihnen immer noch zur Verfügung. Bedenken Sie dabei, dass Sie diese

Ressourcen wahrscheinlich nicht als solche erkennen, weil diese für Sie ‚normal' sind. Egal ob Sie Fantasiereisen erfunden haben, um Ihre Einsamkeit zu überspielen, früh selbstständig geworden sind, weil sich keiner um Sie gekümmert hat, oder Sie als Kind schwer krank waren und Sie heute ein Experte für diese Erkrankung geworden sind: All diese Ressourcen und vieles mehr sind Werkzeuge, um mit unschönen Momenten, Krisen und Schicksalsschlägen im Leben umzugehen. Sie sind die Bodenschätze Ihrer Insel, die Ihnen zur Verfügung stehen, um mit den Widrigkeiten des Lebens klarzukommen. Sich dessen bewusst zu werden, wird Ihnen helfen, ein stärkeres Gefühl für sich selbst zu entwickeln. Sie können diese Übung allein oder mit Ihrem Gegenüber machen, das Ihnen dabei hilft, Ihre Bodenschätze auszugraben.

- Dauer der Übung: ca. 30 Min. (oder länger)

2. Gedanken, Gefühle, Empfindungen

Mithilfe dieser Übung lernen Sie, Gedanken von Gefühlen und körperlichen Empfindungen zu unterscheiden, bezogen auf Themen und Situationen, die mit Ihrem Sexleben zu tun haben.

Gedanken können verschiedene Formen annehmen: Sie können Glaubenssätze oder Idealisierungen, Tabus oder Mythen, aber auch Wertvorstellungen, Gebote oder Verbote sein.

Unter körperlichen Empfindungen ist zu verstehen, was unser Körper physiologisch zeigt, bspw. Kühle oder Wärme, Kitzel oder Gänsehaut. Zu beobachten ist auch die Haltung des Körpers im Raum, wie wir unseren Körper bewohnen, wie wir sitzen, wie wir uns bewegen, ob wir mehr oder weniger Raum einnehmen, leise oder laut sprechen, wie wir atmen usw.

Mit Gefühlen ist alles gemeint, was uns emotional bewegt: Freude, Aufregung, Lust, Furcht, Scham, Wut, Trauer usw. Gefühle zu benennen fällt leider nicht immer so leicht. Oft sagen wir: „Ich denke, dass ich so oder so bin ..." Das ist aber kein Gefühl, das ist ein Urteil, das wir über uns selbst aussprechen. Oder ich fühle mich abgewiesen, missverstanden, kritisiert. Das ist genauso wenig ein Gefühl, sondern eine Interpretation des Verhaltens meines Gegenübers. Also versuchen Sie wirklich beim Gefühl zu bleiben.[79]

- Dauer: Diese Übung können Sie zwischendurch im Alltag immer mal wieder ausprobieren.

3. Wenn ich A sehe, fühle ich B, weil ich C brauche

Diese Übung stammt aus der Praxis gewaltfreier Kommunikation nach Marshall B. Rosenberg.[80] Es ist eine sehr klare Formel, die uns hilft, innere Prozesse differenziert zu betrachten. Dadurch kommen wir schnell auf die Ursachen unserer Handlungen, nämlich auf unsere Bedürfnisse. Probieren Sie die Übung für sich selbst. Reflektieren Sie dabei über eine Situation – bspw. einen kleinen Streit mit dem*der Partner*in –, die Sie emotional etwas aus der Bahn geworfen hat. Nehmen Sie sich Zeit und beantworten Sie folgende Fragen:

1. Was genau haben Sie gesehen und gehört? Achten Sie darauf, möglichst objektiv zu beschreiben, was gesagt oder getan wurde. Vermeiden Sie dabei, gleich die Situation zu beurteilen.
2. Gehen Sie in Gedanken noch einmal in die Situation hinein und versuchen Sie, in Kontakt mit Ihren Gefühlen zu kommen. Wie haben Sie sich gefühlt? Vermeiden Sie hier Sätze wie „Ich habe mich vernachlässigt gefühlt". „Vernachlässigt" ist kein Gefühl, sondern eine Interpretation des Verhaltens Ihres*Ihrer Partner*in. Sie drücken damit ein Urteil

79 Eine kleine Liste an Gefühlen finden Sie am Ende dieses Buchs als Anregung für Ihre Übung.

80 Rosenberg, M. B. (2001). Gewaltfreie Kommunikation: Eine Sprache des Lebens. Paderborn: Junfermann Verlag.

über die vermeintliche Intention Ihres Gegenübers aus, der vielleicht mit seinem Verhalten etwas ganz anderes beabsichtigt hatte. Wenn Sie gleich diese Interpretation in den Raum stellen, lassen Sie keine weitere Option gelten. Letzten Endes wissen Sie nicht, ob Ihr*e Partner*in wirklich die Intention hatte, Sie zu vernachlässigen.

3. Schauen Sie dann, welches Bedürfnis hinter den Gefühlen von Wut, Trauer oder Erleichterung steckt, und bleiben Sie im Kontakt mit diesem Bedürfnis. Auf dieser Basis werden Sie klarer und können Ihre Wünsche besser kommunizieren, weil Sie mehr von sich sprechen werden, anstatt den*die Partner*in mit Ihren Interpretationen auf etwas ‚festzunageln'.
4. Wenn Ihr Bedürfnis klar geworden ist, können Sie dem*der Partner*in gegenüber auch eine Bitte aussprechen. Diese Bitte sollte realistisch, machbar und begrenzt sein. Vielleicht hat Ihr*e Partner*in so mehr Lust, auf Ihren Wunsch einzugehen.

- Dauer: ca. 15 Min.

Kapitel 6: Wie wir Sexualität erleben

Fake it, until you make it!
(So übst Du schon mal, wie es geht!)

Dania Schiftan

Warum möchten wir Sex haben? Welche Färbung hat unser Begehren, welche Bedürfnisse erfüllen wir uns dadurch? Welche Fantasien und Wünsche verbinden wir damit? Sind wir nur um den*die Partner*in bemüht, wenn wir Sex haben? Oder können wir auch für unsere Lust sorgen und proaktiv Vorschläge machen? Fühlen wir uns beim Sex wohl und sicher in unserer Haut, in unserem Körper? Können wir Lustgefühle zeigen, ihnen Ausdruck verleihen? Mit anderen Worten: Sind wir stolz auf unsere Insel und zeigen wir sie Gästen und Besuchern gerne, freuen wir uns, auf einer schönen und lebendigen Insel zu wohnen, und teilen wir diese Freude gerne mit anderen?

Die Antworten auf diese Fragen haben mit unserem sexuellen Erleben zu tun. Sie stellen verschiedene Aspekte der Tatsache dar, dass wir mit einem bestimmten, wie auch immer gearteten Genital zur Welt gekommen sind. Dieses reagiert auf bestimmte Reize mit Empfindungen, die wir im Laufe unserer psychosexuellen Entwicklung als sexuelle Erregung zu erkennen lernen. Unser sexuelles Erleben hat mit Begehren und Lustgefühlen beim Sex sowie mit sexueller Selbstsicherheit zu tun, mit dem Gefühl, den eigenen Körper zu bewohnen und sich darin wohlzufühlen. Fantasien und Wünsche sind weitere zentrale Aspekte unseres Sexuallebens, sie sind wie die Blüten auf unserer Insel, die uns mit ihrem Duft betören und den Sex würzen und erst recht spannend machen.

Warum möchten wir Sex haben?

Wenn wir Lust auf Sex haben und Begehren und Verlangen verspüren, können wir davon ausgehen, dass wir uns eine sexuelle Begegnung mit uns selbst oder mit dem*der Partner*in vorstellen können und diese Vorstellung mit positiven Gefühlen wie Freude und Aufregung und vielleicht auch schon mit einem Hauch sexueller Erregung verknüpft ist. Unsere Gedanken schweifen hin und her, unsere Fantasie wird angeregt. Eine Erinnerung taucht auf, das Bild unseres Geliebten, unserer Liebhaberin verkörpert sich in unserer Vorstellung. Ein zartes Kribbeln erfasst den Körper, der Fluss des Lebens sprudelt plötzlich lebendiger durch uns.

Dieses kribbelnde Gefühl ist meist spontan da, wenn man frisch verliebt ist. Da ist alles neu, alle Sinne sind angeregt und offen für die neuen spannenden Reize, die auf sie zukommen. Es gibt noch keine Enttäuschungen, keine gegenseitigen Vorwürfe oder Kränkungen. Es ist ein paradiesischer Zustand und keiner macht sich Gedanken über die Lust. Sie ist einfach da und sie fließt.

Irgendwann ändert sich jedoch etwas und der Fluss der Lust kommt ins Stocken. An diesem Punkt angelangt, ist etwas anderes von uns gefragt und zwar die Bereitschaft, Begehren als eine proaktive Fähigkeit zu erkennen und zu gestalten. Diese entstammt der Entscheidung, ein sexuelles Wesen sein zu wollen, vorausgesetzt, dass Sexualität eine Rolle in unserem Leben spielen soll. Das bedeutet mit anderen Worten, Sexualität als eine Priorität im eigenen Leben zu sehen, die sich jedoch nicht mehr, wie zu Anfang, als frisch verliebtes Paar aus dem Rausch der Gefühle ergibt. Gerade in längeren Beziehungen ist diese Fähigkeit gefragt, weil das spontane Verlangen der ersten Verliebtheitsphase mit der Zeit in der Regel nachlässt. Meist lässt sich dann das Begehren nur durch eine grundsätzliche Entscheidung nähren, nämlich die, sexuell aktiv sein zu wollen. Dabei hilft es, den Mut zu haben, etwas zu riskieren und aus der eigenen Komfortzone herauszutreten. Begehren wird zur Bereitschaft. Es ist nicht mehr ein Verlangen, das uns spontan überflutet. Oder eine Aufgabe, die wir gerne an den*die Partner*in delegieren: Er*sie soll sich doch was einfallen lassen und uns verführen!

Diese Entscheidung, aktiv zu werden, beruht allerdings u. a. auf der grundlegenden Fähigkeit, den Sex mit dem*der Partner*in als ausreichend befriedigend und erfüllend zu erleben. Nur so können wir Lust auf Wiederholung entwickeln und den Sex zu einem festen Bestandteil unseres Lebens werden lassen. Dafür ist es zentral, dass man die eigene Insel der Lust bewohnt und pflegt und dass man ihre Früchte und Blüten nicht verdorren lässt.

Die Tatsache, dass wir Begehren empfinden, beantwortet aber noch nicht die Frage, warum wir Sex haben möchten. Mit anderen Worten: Welche Färbung hat unser Begehren? Welche Bedürfnisse erfüllen wir uns durch den Sex? Experten haben tatsächlich diesbezüglich ganz vielfältige Gründe herausgefunden.[81] Die meisten Menschen haben aber ähnliche Beweggründe, um die folgenden Bedürfnisse zu stillen. Das Bedürfnis danach, Nähe zu spüren, der Wunsch, sich mit dem*der Partner*in verbunden zu fühlen, ist fast immer die Antwort, die an erster Stelle kommt, wenn ich meinen Klient*innen diese Frage stelle. Sich begehrt zu fühlen und Bestätigung zu bekommen taucht auch fast immer als Begründung auf. Es gehört einfach zu einer Beziehung dazu, sagen noch andere. Spaß, Lust und körperliche Befriedigung sagen hingegen tatsächlich nicht alle, die zu mir kommen. Vielleicht gerade deshalb, weil sie ihre eigene Insel noch nicht genug erkundet haben und ihre Schätze noch verborgen geblieben sind? Weil sie nicht aus eigener Erfahrung wissen, was sie verpassen? Für einige Menschen ist schließlich der Kinderwunsch tatsächlich der Hauptmotor für den Sex. Die Reihenfolge ist individuell unterschiedlich und kann sich ohne Frage auch im Laufe des Lebens ändern.

Wie sieht es bei Ihnen aus? Welche ist Ihre persönliche Motivation, Sex haben zu wollen? Was versprechen Sie sich davon? Und was, glauben Sie, sind die Beweggründe Ihres Gegenübers? Schauen Sie,

81 https://www.spiegel.de/panorama/237-gute-gruende-fuer-sex-ich-wollte-mich-gott-naeher-fuehlen-a-497674.html, gesehen am 27.10.2018.

ob es Übereinstimmungen gibt und welche Reihenfolge Sie jeweils gewählt haben. Das kann interessante Aufschlüsse über Ihr Sexualleben aufzeigen und eine Basis darstellen, um den Garten auf Ihrer Insel anzulegen.

Sexuelles Begehren und emotionale Nähe

Emotionale Nähe und Bindungsgefühle beim Sex zu erleben und zuzulassen, ist für einige Menschen nicht selbstverständlich und oft ein Grund, sexualtherapeutische Hilfe zu suchen, weil sie – oder ihr Gegenüber – auf Dauer etwas in ihrer Sexualität vermissen. Für Sarah war es auch so. Heute hat sich etwas verändert, heute kann sie „verbunden bleiben und dieses Gefühl hat eine andere Tiefe".

Der Aspekt der Nähe beim Sex ist ein sehr komplexes Thema. Wie viel Nähe wir zulassen und aushalten können, hängt in erster Linie davon ab, ob wir im Laufe der ersten Lebensmonate und aufgrund der weiteren Erfahrungen in unserem Beziehungsleben als erwachsene Menschen ein tendenziell sicheres oder eher unsicheres Bindungsverhalten entwickelt haben.[82] Menschen mit der Tendenz zu einem eher unsicheren Bindungsverhalten können zwar Beziehungen eingehen und diese gestalten. Was sie jedoch brauchen, ist ein individueller Umgang mit Nähe und Distanz. Unsicher gebundene Menschen zeigen ein ambivalentes Verhalten gegenüber Nähe. Diese wird nicht ausschließlich als etwas Positives, sondern gleichzeitig als eine mögliche Gefahr erlebt. Darum suchen sie – unbewusst – unterschiedliche Wege, um mit dieser ‚Gefahr' umzugehen. Meist indem sie eine Distanz zwischen sich selbst und dem Gegenüber schaffen. Sex setzt eine große körperliche Nähe und Intimität zwischen zwei Menschen voraus. Jemand, der Nähe als ein potenzielles Risiko verinnerlicht hat, wird versuchen, diese große Nähe einzudämmen. Lustlosigkeit oder ein anderes sexuelles Problem zu entwickeln,

82 Bowlby, J. (2005). Frühe Bindung und kindliche Entwicklung. München: Reinhardt-Verlag.

ist manchmal ein unbewusster Lösungsversuch für diesen inneren Konflikt. Andere unsicher Gebundene leben Sex auf eine eher anonyme Art aus, ohne Gefühle miteinzubeziehen, um wenigstens die emotionale Nähe einzugrenzen. Das gerade Beschriebene ist stark verallgemeinert und zeigt nur Tendenzen an, die in jedem Fall spezifisch überprüft werden sollten.

Auch zu diesem Thema möchte ich Sie zu einem kleinen Selbstexperiment einladen. Beobachten Sie Ihr Sexualverhalten und schauen Sie, in welchen Momenten Sie - oder Ihr*e Partner*in - keine Lust haben. Sind Sie einfach nur müde und erschöpft oder möchten Sie gerade keine größere Nähe spüren und zulassen? Gibt es in Ihrer Beziehung Abhängigkeiten, die Ihnen zu schaffen machen, die Sie aber zunächst akzeptieren müssen oder nicht ändern möchten? Hat diese Tatsache einen Einfluss auf Ihre Lust? Abhängigkeiten schaffen eine Nähe, die oft zu eng wird. Um daraus zu entfliehen, entwickeln wir manchmal unbewusst sexuelle Probleme, um zumindest die körperliche, sexuelle, ultimative Nähe mit dem anderen zu vermeiden. Ja, das klingt paradox, kommt aber leider immer wieder vor.

Es gibt tatsächlich noch zahlreiche Variationen dieses Musters, die hier nicht alle einzeln aufgezählt werden können, aber zur kritischen Selbstreflexion sicher reichen. Die Praxis der Achtsamkeit hilft, auf die Spur dieses Musters zu kommen, und bietet einen sicheren Rahmen, in dem man sich diesen unbewussten Ängsten stellen und sie mit der Zeit loslassen oder etwas aufweichen kann.

Wir werfen nun einen Blick zurück zu der Zeit, in der sich unsere Fähigkeit, Nähe zuzulassen, entwickelt hat, sowie ein erstes Gefühl für sich selbst durch Berührung. Die Vielschichtigkeit des Tastsinnes ermöglicht es uns, Berührungen und Nähe wahrzunehmen und dadurch ein Bewusstsein für die eigene Körperlichkeit zu bilden.

Auf der Insel spielen die Sinne zwar die Hauptrolle, das Fühlen hat dennoch einen herausragenden Stellenwert: Ob es die frische Brise ist, die den nackten Körper leicht schaudern lässt, der feine Sand und die Sonne, die den Körper mit Wärme verwöhnen, oder das kühle Wasser des Ozeans, das Erfrischung bringt, und die Wellen und

Strömungen, die den Körper berühren und schaukeln ... Das alles sind körperliche Empfindungen, die wir dem Tastsinn verdanken.

Berühren und berührt werden

Von Geburt an verfügen wir über zwei verschiedene Wahrnehmungsqualitäten: taktile und haptische. Taktile Wahrnehmungen entstehen, wenn physikalische Reize - wie das Kneten bei einer Massage - unseren Körper erreichen. Wenn wir stattdessen selbst aktiv berühren, haben wir eine haptische Wahrnehmung. Auch wenn wir uns selbst berühren, generiert unser neuronales System haptische Wahrnehmungen. Da wir im Alltag meist aktiv berühren, ist der größte Teil unserer Wahrnehmung haptischer Natur.

In der Sprache der Neurowissenschaft oder der psychophysiologischen Forschung bezeichnet passives Tasten die taktile Wahrnehmung und aktives Tasten die haptische Wahrnehmung, umgangssprachlich ausgedrückt: berühren und berührt werden.[83] Bei aktiver Berührung ist die Wahrnehmung des Ertasteten im Zentrum der Aufmerksamkeit, wohingegen bei passiver Berührung, beispielsweise bei einer Massage, das eigene Körperempfinden im Vordergrund steht, dennoch wird immer das ‚Eigene' und das ‚Andere' wahrgenommen.[84]

Eine Besonderheit von Berührung ist also, dass wir gleichzeitig uns selbst und den anderen wahrnehmen. Wenn wir berühren, können wir nicht vermeiden, im gleichen Moment selbst berührt zu werden. Wir berühren aktiv und haben dabei eine Empfindung, gleichzeitig nehmen wir auch etwas wahr. Wenn wir berühren, können wir uns nicht dem Spüren entziehen. Wir sind dabei aktiv und passiv, Subjekte und Objekte der Berührung. In der Berührung ist das Verhältnis von Aktivität und Passivität in einer eigentümlichen Weise relativiert.

83 Riedel, M. (2017). Berührung. In: Gugutzer R., Klein G., Meuser M. (Hrsg.). (2017). Handbuch Körpersoziologie. Wiesbaden: Springer VS.

84 Wagener, U. (2000). Fühlen – Tasten – Begreifen. Berührung als Wahrnehmung und Kommunikation. Oldenburg: bis.

Zwar können wir die Intention haben, den anderen anzufassen. In der Berührung selbst aber spüren wir uns als Berührende so, wie wir den anderen spüren.[85] Wenn wir aktiv berühren, ist meist die Aufmerksamkeit auf den gerichtet, den wir gerade berühren. Andersherum: Wenn wir bspw. eine Massage bekommen, richtet sich unsere Aufmerksamkeit auf die Wahrnehmung unseres Körpers.

Die Bedeutung von Berührung und die überlebenswichtige Rolle des Tastsinnes sowie seine Funktionsweise habe ich bereits dargestellt. In den folgenden Kapiteln schildere ich den emotionalen, bindungsrelevanten Aspekt von Berührung, das heißt die Basis unseres späteren Bindungsmusters in erwachsenen Beziehungen. Darüber hinaus erkläre ich, wie der Tastsinn eine fundamentale Funktion für die menschliche Psyche ermöglicht, nämlich die Bildung eines Ich-Gefühls, das ohne Berührung nicht möglich wäre. Außerdem beschreibe ich die Bedeutung bestimmter Berührungsqualitäten für die sinnliche Kommunikation in einer Beziehung und wie diese in der Lage ist, das sogenannte ‚Ruhe- und Bindungssystem' zu aktivieren.

Gut gedeiht, wer Nähe spürt: Bindung und Berührung

Der Embryo entwickelt im Mutterleib ein erstes internes Konzept von Nähe durch die sensorische Erfahrung der unmittelbaren physischen Nachbarschaft seines Körpers mit den uteralen Gegebenheiten. Nach der Geburt kann das Fehlen menschlicher Nähe tiefe seelische Verletzungen hinterlassen, die im Säuglingsalter sogar zum Tode führen können. Denn allein aus dem körperlichen Kontakt resultiert eine Stimulation des Säuglingskörpers, die ihrerseits physiologische und neurophysiologische Wachstumsprozesse in Gang setzt, die nur auf diese Weise angestoßen werden können.[86] Berührungen

85 Küchenhoff, J. (2007). ... dort, wo ich berühre, werde ich auch berührt. Forum Psychoanalyse 2007. Berlin: Springer Verlag.

86 Grunwald, M. (2017). Homo hapticus: Warum wir ohne Tastsinn nicht leben können. München: Droemer Knaur.

und angemessene Körperreize sind nicht nur metaphorisch von Bedeutung, sondern der zentrale Motor für Wachstums- und Entwicklungsprozesse. Kinder brauchen Berührung, um überleben zu können: Die Haut schüttet ein wichtiges Hormon aus, welches dem Schilddrüsenhormon für die Produktion von T-Zellen, einem wesentlichen Teil des Immunsystems, ähnelt. Die Ausschüttung dieses Hormons wird durch Berührungen angeregt.[87]

Körperkontakt ist ein biologisches Kraftwerk. Aufgrund welcher Mechanismen der physische Körperkontakt biologisch so transformiert wird, dass das zelluläre Wachstum möglich ist, erklärt sich folgendermaßen: Durch Körperberührungen werden gleichzeitig Millionen von Rezeptoren im ganzen Körper dazu angeregt, kleine Ströme zu produzieren. Diese Mikroströme gelangen über ein dichtes Netz an Nervenfasern in verschiedene Hirnregionen, in denen sich spezielle, sogenannte Signalmoleküle befinden, die dadurch aktiviert werden. Signalmoleküle sind notwendig, damit die verschiedenen Zellen nach festgelegten biologischen Plänen wachsen können. Neben dem notwendigen Zufügen von Nährstoffen, die für das Wachstum der Zellen erforderlich sind, sind solche Berührungsimpulse also notwendig, um den Prozess in Gang zu setzen.[88]

Die Seele der Haut und das Haut-Ich

Der amerikanische Anthropologe Ashley Montagu interessierte sich dafür, welche Konsequenzen und welchen Einfluss Berührung und taktiles Erleben oder das Fehlen solcher auf die Entwicklung und das Verhalten des Menschen haben kann. In diesem Zusammenhang entwickelte er den Begriff ‚Seele der Haut‘[89].

---

87 Field, T. (2011). Touch for socioemotional and physical well-being: A review. Doi: 10.1016/.dr.2011.01.001

88 Grunwald, M. (2017). Homo hapticus: Warum wir ohne Tastsinn nicht leben können. München: Droemer Knaur.

89 Montagu, A. (2004). Körperkontakt. 11. Auflage. Stuttgart: Klett-Cotta.

Die Haut ist wahrscheinlich neben dem Gehirn eins der wichtigsten Organe. Sie umhüllt uns vollkommen und schützt uns. Über die Haut kommunizieren wir und treten in den Austausch mit der Umwelt. Der Tastsinn, der unmittelbar mit der Haut verbunden ist, ist der Ursprung aller Empfindungen. Er entwickelt sich beim menschlichen Embryo vor allen anderen Sinnen.

Didier Anzieu, Professor für Klinische Psychologie, beschreibt in seinem Buch ‚Das Haut-Ich', wie sich dem kleinen Menschen noch vor seiner Geburt eine zunächst undifferenzierte, jedoch reiche und vielfältige Welt aus Berührung und Erlebnissen über die Haut eröffnet.[90] Diese Hautempfindungen regen sein Wahrnehmungs- und Bewusstseinssystem an, bilden den Hintergrund für ein umfassendes, aber vorübergehendes Existenzgefühl und ermöglichen die Schaffung eines ersten psychischen Raumes. Unter Haut-Ich versteht Anzieu ein Bild, mit dessen Hilfe das Ich des Kindes während früher Entwicklungsphasen - ausgehend von der Erfahrung seiner Körperoberfläche - eine Vorstellung von sich selbst entwickelt als Ich, das die psychischen Inhalte enthält.[91]

Harry Frederick Harlow, einer der bedeutendsten Verhaltensforscher, veröffentlichte 1958 die bahnbrechenden Ergebnisse seiner Studien mit Rhesusaffen in dem Artikel ‚The Nature of Love'.[92] Dort beschreibt er, wie kleine Affen heftige Wutanfälle bekommen, wenn die Stoffkissen aus den Käfigen aus hygienischen Gründen entfernt werden, obwohl sie genug Nahrung bekommen. Diese Beobachtung ließ ihn die Hypothese formulieren, dass für das Baby, Affe oder Mensch, mehr notwendig sei als nur Nahrung: „Das Baby, unabhängig davon ob Mensch oder Affe, muss nach mehr als einem Strohhalm greifen, um überleben zu können."[93] Weitere Experimente zeigen, dass kleine Affenbabys, die in einen ausschließlich aus Maschendrahtzaun gebauten Käfig gesteckt werden, nur sehr

90 Anzieu, D. (2013). Das Haut-Ich. 5. Auflage. Frankfurt a. M.: Suhrkamp.

91 Ebd.

92 Harlow, H. F. (1958). The nature of love. American Psychologist;13:673–685.

93 Ebd. Übersetzung der Autorin: „The baby, human or monkey, if it is to survive, must clutch at more than a straw."

selten überleben. Sobald ein Trichter in den Käfig eingeführt wird, geht es besser. Noch besser aber geht es den Affenbabys in Käfigen, in denen der Trichter mit Frotteetüchern bedeckt ist. Diese Affen entwickeln sich kräftig und wirken glücklich. Diese Studien zeigen außerdem, welche herausragende Rolle bei der Entwicklung emotionaler Resonanz Kontakt spielt, während die Zunahme von Nahrung im Vergleich von geringerer Bedeutung ist. Der Muttterersatz aus Draht ist in der Lage, das Affenbaby zu füttern, jedoch nicht, die emotionalen Bedürfnisse zu befriedigen.[94]

Das Wichtigste, was sich bei diesen Experimenten gezeigt hat, scheint der Trost zu sein, der durch Berührung einer zarten Haut oder eines Fells entsteht.[95] Trost, den das Baby außerdem durch das Tragen und Wiegen, durch das Stillen und durch die Körperwärme der Mutter oder einer anderen Person zusätzlich erleben kann.[96] Dieser Kontakt durch Berührung ruft beim Baby eine Art Entzücken hervor, da sein Bedürfnis nach Bindung und Nähe befriedigt wird.[97] Kommt es zu mangelhafter Fürsorge, erlebt das Baby zu wenig Nähe und Berührung. Dieser Mangel kann zu schweren psychischen Störungen führen.[98]

Weitere Studien zeigen, dass Ratten, die lange sanft und zärtlich angefasst werden, entspannter und willfähriger sind als die der Vergleichsgruppe.[99] Das Experiment zeigt, dass das Streicheln und zarte Anfassen der Tiere das Nervensystem der Ratten erheblich stärkt und dass sie eine viel größere Resilienz nach der operativen Entfernung der Niere zeigen. Bei der Vergleichsgruppe führte diese Operation innerhalb von vierundzwanzig Stunden nach der Nierenentfernung zum Tod. Die wichtigste Erkenntnis dieses Experiments ist nicht nur, dass Ratten mehr Überlebenschancen haben, wenn sie davor zärtlich und sanfter behandelt und angefasst wurden, sondern dass

94 Ebd.

95 Anzieu, D. (2013). Das Haut-Ich. 5. Auflage. Frankfurt a. M.: Suhrkamp.

96 Ebd. Sowie: Bowlby, J. (2005). Frühe Bindung und kindliche Entwicklung. München: Reinhard-Verlag.

97 Anzieu, D. (2013). Das Haut-Ich. 5. Auflage. Frankfurt a. M.: Suhrkamp.

98 Bowlby, J. (2005). Frühe Bindung und kindliche Entwicklung. München: Reinhard-Verlag.

99 Arbeit des Anatomen Frederick S. Hamnett, 1921–22 am Wistar Institute of Anatomy and Biology in Philadelphia, USA.

diese Art, sie zu berühren, sanftmütigere Ratten hervorbringt. Bei der Kontrollgruppe werden die Jungtiere zu angstvollen und leicht erregbaren Tieren.[100]

Auch weitere Beobachtungen zeigen ähnliche Ergebnisse. Zum Beispiel zeigt sich, dass das eifrige Lecken der Neugeborenen nicht nur dem Putzen dient, sondern vielmehr hat das Lecken die wesentlich wichtigere Bedeutung, das neugeborene Tier durch Berührung am Leben zu erhalten.[101]

Ein weiteres Experiment mit schwangeren Ratten zeigt eindeutig, dass fehlende Selbststimulation durch das Lecken nicht nur einen negativen Einfluss auf die organischen Funktionen hat, sondern auch auf das nachgeburtliche Verhalten des Muttertiers. Es ist offensichtlich geworden, dass die allgemeine Stimulation der Haut bei Säugetieren und beim Menschen eine große Rolle in allen Entwicklungsphasen spielt.[102]

Wie die Geburt verläuft, ob das Baby durch Kaiserschnitt oder auf dem natürlichen Weg zur Welt kommt, an welcher Stelle das kleine Wesen in Kontakt mit dem Geburtskanal der Mutter kommt, wie lange und in welcher Position die Knochen seines Kopfes und des Gesichtes gedrückt, gequetscht und verschoben werden, das alles hat eine bleibende Auswirkung auf das Selbstgefühl des Neugeborenen und darauf, wie das Kind in der Welt sein und als erwachsener Mensch später seine Sexualität leben wird.[103]

Die Geburtserfahrungen von zum Teil schmerzhaften Berührungen prägen die grundlegenden Stress-, Wahrnehmungs- und Bindungsmuster des Erwachsenen. In der erwachsenen Sexualität werden die unbewussten Schwangerschafts- und Geburtsmuster reaktiviert. Als negativ und schmerzhaft gespeicherte Berührungserfahrungen im Geburtskanal können sich beim Sex später im Verlust des Kontaktes zu sich selbst zeigen.[104]

100 Montagu, A. (2004). Körperkontakt. 11. Auflage. Stuttgart: Klett-Cotta.

101 Ebd.

102 Ebd.

103 Harms, T. (2018). Vortrag beim Kongress der DGfS, Göttingen.

104 Ebd:

Die gesamte Qualität der Interaktion und der Berührung mit der Mutter oder anderen pflegenden Bezugspersonen zeigt, welcher Teil des autonomen Nervensystems aktiviert wird. Eine ruhige, sanfte Stimme und eine entspannte, offene Mimik bei der Pflege des Babys unterstützen das Aktivieren des sogenannten ventral-vagalen Teils des Parasympathikus, ein Subsystem, dessen Existenz eine relativ junge Entdeckung ist.[105] Dieses System scheint eine prosoziale Funktion auszuüben und empathisches Verhalten zu fördern, das heißt eine grundsätzlich offene und vertrauensvolle Haltung Bezugspersonen gegenüber. Stattdessen schaltet sich bei erfahrener Lebensbedrohung entweder der sogenannte dorsale Zweig des Vagusnervs oder das sympathische System ein. Im ersten Fall friert der Körper durch Minderversorgung mit Sauerstoff ein: Immobilisierung in Form von Totstellen, Reglosigkeit und Ohnmachtszuständen sichert das Überleben. Die zweite Variante ist das Flucht- und Kampfsystem: Die Atmung wird beschleunigt, die Muskeln werden durchblutet, die Blutzufuhr zum Cortex wird verringert, die Flucht oder ein Kampf wird möglich gemacht. Je nachdem wie die ersten Kontakterfahrungen für das Baby verlaufen sind, hat sich das eine oder das andere System stärker ausgeprägt. Dieser verinnerlichten Tendenz kann man entgegenwirken, indem man als Gegenüber selbst durch ruhige Atmung, eine sanfte Stimme und langsame Berührungen die andere Person zu einem ‚Modus-Wechsel' einlädt. Diese Erfahrung beschreiben auch die Protagonisten in diesem Buch. Anton bspw. erzählt, wie er sich bei seiner ersten Einzelsession eine ganze Weile in einem Alarmzustand befunden habe. „Irgendwann spürte ich, wie durch die Ruhe im Raum und die sanften Berührungen die Anspannung zum Schmelzen kam und sich eine angenehme Offenheit und ein vertrauensvolles Gefühl ausbreiteten."

Auch die Begriffe ‚Haut-Ich' sowie die ‚Seele der Haut' bringen auf den Punkt, was der Mensch braucht, um sich körperlich und seelisch gesund zu entwickeln. Das gut entwickelte Haut-Ich bildet

105 Porges, S. (2010). Die Polyvagal-Theorie: Neurophysiologische Grundlagen der Therapie. Emotionen, Bindung, Kommunikation und ihre Entstehung. Paderborn: Junfermann.

eine schützende Hülle, die ein Gefühl konstanter Zuverlässigkeit und Wohlbefindens vermittelt.[106] Das Erleben inniger Kontaktmomente mit der Mutter oder mit einer zugewandten Bezugsperson ist zentral für die Entstehung des Gefühls von Sicherheit im eigenen Körper. Diese frühen Erfahrungen sinnlicher Geborgenheit und berührenden Trostes bilden die Voraussetzung für die spätere sexuelle Selbstsicherheit des heranwachsenden und erwachsenen Menschen.

Einmal mehr stellen wir fest, wie unsere Insel der Lust von Gefahren bedroht sein kann. Auf der anderen Seite sind auf ihr auch genau die Mittel vorhanden, um diesen Gefahren entfliehen zu können: Sanftheit, Ruhe, Zugewandtheit.

Sexuelle Selbstsicherheit

Das Gefühl der sexuellen Selbstsicherheit ist nicht angeboren. Es ist das Ergebnis unserer ersten Erfahrungen mit Körperkontakt und Nähe sowie unserer sexuellen Erlebnisse. Es kann sich unterschiedlich stark entwickeln, je nachdem, wie wir unsere psychosexuellen Lernschritte durchlaufen haben. Wie in den vorausgegangenen Kapiteln gezeigt worden ist, sind die allerersten Berührungserfahrungen zentral für die Entstehung eines guten Gefühls der Sicherheit und des Wohlbefindens im eigenen Körper. Die Bildung eines Haut-Ichs ist ebenso Voraussetzung für ein klares Gefühl für sich selbst.

Das Gefühl sexueller Selbstsicherheit spielt eine Hauptrolle in der Art und Weise, wie wir unsere Sexualität erleben. Ausgehend von einem tief verwurzelten Gefühl für den eigenen Körper beschreibt dieses Gefühl nicht nur den Grad der erlebten Übereinstimmung mit dem eigenen biologischen Geschlecht, sondern auch, wie wir mit den stereotypischen soziokulturellen und biologisch bedingten Erwartungen umgehen. Die Tatsache, dass wir mit einem bestimmten biologischen Geschlecht zur Welt kommen (weiblich, männlich, intersex), heißt noch lange nicht, dass wir uns darin auch zu

106 Anzieu, D. (2013). Das Haut-Ich. 5. Auflage. Frankfurt a. M.: Suhrkamp.

Hause fühlen. Einerseits kann es eine Inkongruenz zwischen dem biologischen Geschlecht und dem Gefühl, ob man sich mit diesem Geschlecht auch identifiziert, geben. Einige Menschen fühlen sich wie im falschen Körper geboren, wie bei der sogenannten ‚Transsexualität', die eine besondere Ausprägung der geschlechtlichen Dissonanz darstellt. Auf der anderen Seite erleben Menschen oft eine Verunsicherung, ohne das eigene biologische Geschlecht infrage zu stellen. Vielmehr handelt es sich hier um ein diffuses Gefühl sexueller Unzulänglichkeit in Bezug auf die eigenen körperlichen Fähigkeiten und was die Erwartungen des*der Partner*in sich selbst gegenüber angeht.

Sich sexuell sicher zu fühlen, würde ich als eine ganz tiefe erdige und lebendige Gewissheit beschreiben, und zwar eine gelassene Zufriedenheit, die aus frühen positiv erlebten berührenden Bindungsmomenten, später aus sinnlichen, sexuellen Erfahrungen mit dem eigenen Körper und im Kontakt mit anderen herrührt. Es ist die ungetrübte Wahrnehmung der eigenen Körperlichkeit und speziell Geschlechtlichkeit als ein selbstverständlicher, immer präsenter, vitaler Bestandteil des Lebens. Es ist das klare Gefühl, sich im eigenen Genital zu Hause zu fühlen, die Fähigkeit, sich selbst in der eigenen Erregung zu genießen und sich dem*der Partner*in in diesem Zustand zu zeigen. Und schließlich ist es auch ein gewisser Stolz, ein sexuell lustvolles und potentes Wesen zu sein. Sexuelle Selbstsicherheit drückt aus, wie sehr ein Mensch mit seiner Geschlechtlichkeit im Einklang ist und diese akzeptiert.[107]

Das gerade Beschriebene drückt einen Idealzustand aus, in dem man ohne jegliche Zweifel eine absolute Gewissheit in sich trägt. Wie das Meiste im Leben ist auch die sexuelle Sicherheit als Gefühl Schwankungen unterworfen, die ganz normal sind und worüber man sich auch nicht allzu viele Sorgen und Gedanken machen sollte. Merken Sie jedoch, dass bei Ihnen dieses Gefühl grundsätzlich

107 Für einige Menschen spielt die sexuelle Ebene so gut wie keine Rolle. Diese Menschen definieren sich selbst als asexuell. Für sie ist das Thema sexuelle Sicherheit wahrscheinlich nicht von großer Bedeutung. Wobei es gerade in diesem Fall eine gut ausgeprägte (auch sexuelle) Sicherheit vom Betroffenen erfordert, um sich bewusst und offen als asexuell zu definieren.

schwach ausgeprägt ist, finden Sie gleich einige Anregungen, um die eigene sexuelle Selbstsicherheit zu stärken.

Dafür sollten wir zunächst herausfinden, was sexuelle Selbstsicherheit ausmacht. Was hilft, sexuell selbstsicherer zu werden? Den eigenen Körper gut zu kennen und sein Potenzial entdeckt zu haben, ist eine gute Basis, auf der ein starkes Gefühl sexueller Selbstsicherheit entstehen kann. Vor allem dann, wenn die eigene sexuelle ‚Muttersprache' eher eingeschränkt ist (siehe Erregungsmodus), ist diese sinnvoll zu erweitern, um ein größeres Spektrum an Möglichkeiten zur Verfügung zu haben.

Welche sexuellen Reize, Skripte, Szenarien und Atmosphären ermöglichen es uns, der eigenen Lust Raum zu geben? Gibt es vielleicht noch unerforschte Räume, die entdeckt werden können? Sicherheit entsteht auch dadurch, dass man sich in zunächst fremde und ungewohnte Situationen hineinbegibt, die Angst davor überwindet und die gewohnten Pfade verlässt, um neue Wege auszuprobieren. Autonomie in der Auslösung der Erregung und in der Steigerung von Lustgefühlen ist oft ein Garant für mehr Sicherheit in sexuellen Dingen. Den eigenen Körper zu bewohnen und ihn als Ort lustvoller Momente zu kennen, ihm Aufmerksamkeit zu schenken und einen sinnlichen lustfördernden Lebensstil zu pflegen, sind alles Möglichkeiten, die eindeutig dazu beitragen. Ein positiv konnotiertes Bild und Wertschätzung für das eigene Genital sowie die Bewusstheit seiner Kraft und Potenz sind selbstredend eine Basisvoraussetzung für das sichere Gefühl. Der eigenen Sexualität mehr Raum zu geben, indem man das eigene Genital als lebendigen Teil des Selbst auch außerhalb des Schlafzimmers wahrnimmt, unterstützt und stärkt die Selbstsicherheit beim Sex. Oft ist ein Prozess der Integration abgespaltener Aspekte aus der eigenen psychosexuellen Geschichte ein nicht schmerzfreier und doch notwendiger Schritt in Richtung stärkerer Selbstsicherheit. Zentrierung und Abgrenzung helfen, eigene Wünsche und Bedürfnisse deutlicher zu benennen, das eigene sexuelle Profil konturierter zu gestalten. Es wird möglich, Grenzen zu zeigen und Nein zu sagen, wenn etwas für uns nicht passt. Schließlich unterstützt verbale und nonverbale emotionale Kommunikation den Prozess zu mehr sexueller Selbstsicherheit.

All die genannten Aspekte bedingen sich gegenseitig und sind wie die einzelnen Teile eines großen Puzzles. Lassen Sie sich nicht entmutigen, wenn es Ihnen vielleicht zunächst schwer erscheinen mag. Wie bereits gesagt ist sexuelle Selbstsicherheit ein organisches Gefühl, das sich während des ganzen Lebens verändern kann. Lebenskrisen, Trennungen, Erkrankungen, der Alterungsprozess selbst üben Einfluss auf die sexuelle Selbstsicherheit aus. Im Grunde genommen ist es etwas, das kontinuierlich unsere Aufmerksamkeit benötigt und womit wir uns proaktiv beschäftigen sollten, damit es sich entfalten kann und erhalten bleibt.

Auch die Protagonisten in diesem Buch hatten mit diesem Thema zu tun. Aus verschiedenen Gründen hatten sie Selbstzweifel. Beispielsweise kann es stark verunsichernd wirken, sich aufgrund einer traumatischen Erfahrung vom eigenen Körper abgetrennt zu fühlen. Mit dem*der Partner*in keinen Orgasmus zu erleben oder immer zu schnell zu kommen, kann das Gefühl der eigenen sexuellen Selbstsicherheit ebenfalls stark einschränken.

Für Anton ist durch die Massagen das Gefühl gewachsen, im eigenen Geschlecht mehr zu Hause zu sein. Eigene Grenzen und Bedürfnisse sind klarer und deutlicher geworden. „Also, ich würde sagen, mein Gefühl zu mir selbst hat sich positiv verändert. Ich bin mir eher bewusst, dass ich ein Mann bin“, erzählt er, „das Gefühl von Männlichkeit ist stärker, bewusster geworden. Es ist definitiv so, dass ich mich jetzt männlicher und in meiner Männlichkeit vollkommen ok fühle. Das war vorher nicht so, irgendwie habe ich immer das Gefühl gehabt, nicht so richtig als Mann gesehen zu werden. Das hat sich komplett verändert.“

Je klarer der Bezug zum eigenen Genital ist, desto sicherer fühlt man sich. Für Anton sei der Kontakt durch die Massagen klarer und „bewusster“ geworden, sagt er. Auch für Marion hat sich etwas verändert: „Ich habe jetzt ein wirkliches Gefühl für mein Genital, und das Gefühl ist intensiver." Sarah konnte sich über die sinnlichen Berührungen „befreien und mehr zulassen". Sie konnte zulassen, dass ihr Genital für sie „ein lebendiges Organ ist, das nicht immer, aber doch fast immer sehr präsent ist" und woraus sie sehr viel Energie bezieht. Diese lebendige Präsenz ist eine Quelle vitaler Gefühle. Dieser sprudelnde Brunnen kann uns jenseits des sexuellen Aktes immer begleiten. Die sensiblen und achtsamen Intimberührungen hätten für Anton auch „die Wertschätzung und Achtung für das eigene Genital wachsen lassen", erzählt er zufrieden. Auch der Umgang mit dem eigenen Genital hat sich verändert. Bei Marion war es auch so. Sie konnte in Ruhe ihren Schoßraum entdecken und ihr Erregungs- und Lustpotenzial steigern. Seitdem „hat sich wirklich etwas verändert und ich gehe anders mit meinem Geschlecht um", versichert sie mir. Besonders daran sei die Tatsache, dass diese Veränderung auch „vom Gegenüber gespiegelt" wird, erzählt Anton stolz.

Die sexuelle Selbstsicherheit wächst mit der Vertrautheit und die intensive ergebnisoffene Intimberührung ermöglicht einen neuen Bezug zum Genital des*der Partner*in. Das Genital der anderen Person wird anders wahrgenommen, gesehen und gefühlt: „Der Bezug hat sich sehr verändert", erzählt Anton, „es ist ein bisschen so, als ob dort in einem unbeleuchteten Raum plötzlich Licht gemacht wurde und immer deutlicher wurde, aha, das sind die verschiedenen Dinge, die eigentlich hier im Raum vorhanden sind."

Nix ist fix in der Sexualität

Wie ich bereits im Kapitel 4 über das biologische Geschlecht geschrieben habe, ist heute eine zunehmende Verflüssigung der scharfen Trennlinie zwischen männlichen und weiblichen stereotypen Zuschreibungen, der Geschlechtsidentitäten sowie der Orientierungen und der sexuellen Präferenzen zu beobachten. Was das konkret bedeutet, wird aus den Erfahrungen von Anton ersichtlich: „Sowohl die männlichen als auch die weiblichen Aspekte meiner Sexualität sind mir bewusster geworden. Beide dürfen da sein. Und gerade den weiblichen Aspekt habe ich erst durch diese Praxis kennengelernt und kann ihn jetzt intensiver in mir selbst wahrnehmen." Auch Sarah beschreibt ihre Erfahrung als Bereicherung: „Ich habe manchmal dieses Gefühl, dass ich beides bin. Was ich total spannend finde, ist, wie sich Männlichkeit und Weiblichkeit in mir abwechseln. Und das finde ich ganz grandios. In beiden Fällen ist das so fließend und es wechselt hin und her: Mal gibt man sich hin und empfängt und dann wieder ist man, ja, eindringender und forschender. Das finde ich einfach total stark. Ja!"

Vielleicht fühlen Sie sich durch diese Zeilen inspiriert, feste Muster in Ihrem Sexualleben aufzuweichen und dabei das Spiel neuer Möglichkeiten zu entdecken.

Fantasien und Wünsche

Welches innere Skript verfolgt unsere Lust? Sind wir anwesend in unseren inneren Szenarien oder nur Beobachter*innen? Sind wir dabei aktiv oder passiv? Und wer ist dabei? Fremde oder bekannte Menschen? Welche Rollenspiele, welche Atmosphäre und welche Farben beherrschen die Landschaft unserer Fantasie?

Fantasien sind ein potentes Mittel, um die eigene Erregung auszulösen und anzukurbeln. Sie können uns helfen, wenn die Erregung nachlässt, wir können dadurch etwas ergänzen und die sexuelle Begegnung mit dem*der Partner*in umso mehr genießen. Fantasien können aber auch mal nicht kompatibel mit dem Gegenüber sein. Auch ein*e offene*r Partner*in kann nicht garantieren, dass die eigene Fantasie bei ihm*ihr den gleichen Effekt auslöst, weil diese inneren Bilder höchst persönlich und nicht immer übertragbar sind. Mit dem Bild der Blüten auf unserer ganz eigenen Insel gesprochen: Die einen mögen extravagante und luxuriöse Orchideen, die anderen vielleicht doch lieber simple Wiesenblumen im Frühling. Darüber sollte man sich lieber nicht streiten.

Gleichzeitig kann es spannend und interessant sein, die eigenen Fantasien zu erforschen, um dahinter womöglich verborgene Gründe für unser sexuelles Verhalten zu entdecken, wie der Sexologe Claude Crepault suggeriert.[108]

Lustgefühle empfinden und zeigen

Sexuell erregt zu sein heißt noch lange nicht, dass man diese Tatsache auch in vollen Zügen genießt. Viele erleben sexuelle Erregung sehr punktuell, vermissen dabei die leidenschaftlichen Lustwellen, wovon sie gelesen oder gehört haben. Der eigentliche Genuss kommt für sie meist am Ende, nach der Entladung, wenn sich nach der Anstrengung die Entspannung ausbreiten kann. Oder es bleibt ein Druckgefühl zurück, das keine Erlösung gefunden hat. Andere sind durch negative Emotionen so sehr beeinflusst, dass von Genuss und Leidenschaft nicht wirklich die Rede sein kann.

Was dies genau bedeutet, lässt sich anhand eines Beispiels aus der Praxis erklären: „Ja, der Sex war ok, ich bin auch gekommen, es war aber viel Druck dabei. Es war anstrengend und eigentlich erst danach, nach dem Höhepunkt, habe ich mich besser gefühlt“, so beschrieb mir neulich eine Klientin ihr Sexualleben. Sie ist in der Lage, beim Sex mit der Partnerin Erregung zu spüren, diese zu steigern und auch eine Entladung zu erreichen. Auf der körperlichen Ebene ist alles in Ordnung. Sie erlebt jedoch Druck und Anstrengung dabei. Besser hat sie sich eigentlich erst hinterher gefühlt, als alles bereits vorbei war.

Das ist kein seltenes Phänomen. Nicht wenige Klient*innen erzählen mir ähnliche Geschichten: „Es ist wie Arbeit“, „Ich muss mich ganz stark konzentrieren“, „Ich stehe unter Druck, einen Orgasmus zu bekommen/nicht zu früh zu kommen“ usw. Diese und andere Gefühle können im Zusammensein mit sexueller Erregung auftreten und haben wenig mit Lust und Leidenschaft zu tun. Viele Menschen vermissen die Unbeschwertheit und Ausgelassenheit beim Sex und fühlen sich dadurch in ihrem sexuellen Erleben und in ihrer Lust-

108 Crepault, C. (2008). La sessoanalisi. Milano: Franco Angeli.

fähigkeit eher eingeschränkt. Die eigene Insel, den eigenen Körper zu bewohnen und ihn durchlässig für sexuelle Gefühle zu machen, ist der Weg zu mehr Genuss beim Sex.

Ganzheitliche Berührungen können eine sinnliche Einladung sein, den Körper in seiner Ganzheit zu vitalisieren und für erotische Reize insgesamt empfänglicher zu machen.

Wenn die Absicht in der Berührung erwartungsfrei wird, erlebt man oft mehr Gelassenheit und Lust. Für Anton war es so: „Seit dieser Erfahrung hat sich die Zielorientierung in der Begegnung komplett reduziert." In der Begegnung sind auch für Sarah mehr positive Gefühle entstanden. Sie beschreibt das so: „Diese Praxis hat mir unheimlich viel Freude bereitet und es hat mir sehr viel gegeben. Ich kann jetzt viel mehr genießen." Durch Entschleunigung wächst die Sensibilität und man kann kleinere Veränderungen wahrnehmen. Für Marion war es besonders schön, zu erleben, wie der Partner auf ihre Berührungen reagiert und sich darauf einlassen kann: „Über meine bewussten Berührungen spüre ich, dass sich bei ihm etwas verändert, weicher wird, nachlässt oder auch erregter wird, je nachdem, wie es so kommt." Auch in den Worten von Marion wird deutlich, dass sie nicht mehr auf die reine sexuelle Erregung fixiert ist. Sie entwickelt eine größere Offenheit für das, was kommen mag. Gerade in einer heterosexuellen Beziehung oder zwischen zwei Männern kann es sehr entlastend sein, wenn der Mann nicht mehr bei der kleinsten Berührung mit einer Erektion reagieren muss, um den*die Partner*in zu beruhigen, dass er*sie alles richtig macht. Diese Offenheit ist besonders dann gefragt, wenn sich sexuelle Probleme wie Potenzstörungen oder Orgasmusprobleme innerhalb einer Partnerschaft manifestieren. Die größere Bereitschaft, sich sinnlich zu begegnen, ohne den Druck zu verspüren, in irgendeiner Art und Weise funktionieren zu müssen, kann sich günstig auf die Problematik auswirken. Der Druck lässt nach. Das ist nicht die einzige positive Veränderung. Durch aktive Berührung kann man selbst in eine ‚sexpositive' Stimmung kommen, so wie Sarah erzählt: „In der Regel beginne ich mit der Berührung, und das verändert etwas in mir. Dadurch werde ich selbst gelöster, lustvoller. So komme ich durch aktives Berühren auch wieder in meine Lust. Absolut!"

Die Lustfähigkeit wächst, man kann sich „mehr fallen lassen". Reine körperliche Befriedigung ist erstrebenswert, jedoch fühlt sich die sinnliche Begegnung anders an, wenn diese mit mehr Präsenz stattfindet. Dann erreicht man in der Begegnung eine größere Tiefe und der Sex ist nicht nur befriedigend, sondern erfüllend. Die Lustfähigkeit, der Genuss nehmen zu: „Das ist für mich eine Art von Sexualität, die erfüllend in einem sehr weiten Sinne ist", erzählt Marion, „sie ist nicht nur befriedigend, im Sinne von ‚jetzt bin ich satt', sondern ich bin wirklich tief erfüllt, wie nach einem sehr guten Essen."

Ein weiteres Zeichen für größere Lustfähigkeit hängt mit der Fähigkeit zusammen, sich dem anderen gegenüber öffnen zu können. Sich zu öffnen bedeutet, sich so zu zeigen, wie man ist, grundsätzlich, aber auch situativ, in diesem Moment, ohne sich verstellen zu müssen, weil wir denken, das Gegenüber erwartet etwas anderes von uns. Diese Offenheit setzt die Bereitschaft voraus, etwas weniger nach einem zielorientierten Plan zu ‚machen'. Es ist vielmehr ein einfaches nur ‚Da-Sein', präsent, mit all dem, was gerade ist. Je offener wir zueinander sind, desto tiefer und entspannter kann das gemeinsame Erleben sein.

Beim Sex Lust zu haben und dieser Lust auch Ausdruck zu verleihen, ist nicht dasselbe. Die Fähigkeit, Lustgefühle zu zeigen, ist eine ebenso zentrale Komponente wie die Bereitschaft, proaktiv zu begehren. Diese hat einen großen Einfluss auf das Sexualleben. Der Ausdruck von Gefühlen geschieht über den Körper. Das Alphabet dieser Körpersprache besteht aus vier ‚Buchstaben': Bewegung, Atmung, Rhythmus und Tonus (= Spannung). Diese körperlichen Ausdrucksmöglichkeiten können unterschiedlich eingesetzt werden und dadurch verschiedene Gefühlslagen und Stimmungen zum Ausdruck bringen.[109]

---

109 Desjardins, J. Y. (1996). Approche intégrative et sexocorporelle. In: Revue Européenne de Sexologie Médicale. Déc. 96, Vol.5, Nr. 21; Rome: European Federation of Sexology. Sowie: Rescio, S. (2014). Sex und Achtsamkeit. Sexualität, die das ganze Leben berührt. Bielefeld: Kamphausen.

Über den körperlichen Ausdruck von Gefühlen kommunizieren wir emotional und nonverbal mit dem Gegenüber. Wir zeigen ihm*ihr, wo wir beim Sex gerade gefühlsmäßig stehen, ob es uns Spaß macht und wenn ja, wie intensiv. Das Problem bei geringer Ausdrucksfähigkeit von Lustgefühlen ist nicht einfach nur, dass der*die Partner*in diese Information nicht bekommt und vielleicht deshalb verunsichert ist. Der mangelnde Ausdruck von Lust passiert über eine physische, meist nicht mehr bewusst wahrgenommene Unterdrückung auf muskulärer Ebene. Diese erlaubt es uns, die Kontrolle zu behalten, schmälert aber auch die Lustgefühle selbst. Für Anton war es ganz überraschend, dass er irgendwann angefangen hat, sich beim Sex mehr zu zeigen und seiner Lust Ausdruck zu verleihen: „Ich bin expansiver geworden", sagt er, „deutlich, ja. Ich zeige es mehr, ich bewege mich mehr, ich mache einfach irgendwelche Geräusche." Dadurch wird er für seine Partnerin sichtbarer. Emotionale, nonverbale Kommunikation findet zwischen den beiden statt. So wird eine bessere sexuelle Kommunikation ohne Worte möglich.

Lust zu erleben ist, noch einmal auf den Punkt gebracht, die Fähigkeit, sexuelle Erregung zu genießen, dabei Gefühle von Verbundenheit und Freude, Leidenschaft, Ekstase, Nähe und Intimität zu erleben. In der befreiten Lust kommen auch manchmal Gefühle und Zustände wie Aggression, Dominanz, Unterwerfung auf, die die sogenannten Schattenseiten unserer Sexualität zeigen und in einem intimen Raum der Achtsamkeit ebenfalls ausgelebt werden können. Diese Gefühle über den Körper zum Ausdruck zu bringen, ist von unserer Fähigkeit abhängig, emotionale Intensität zuzulassen. Diese Fähigkeit erlaubt nonverbale Kommunikation mit dem anderen. Die Untersuchung dieses speziellen Aspekts ist besonders komplex, weil den meisten Menschen eine differenzierte Wahrnehmung zwischen sexueller Erregung (damit ist die physiologische Ebene gemeint) und dem emotionalen Erleben davon nicht unmittelbar zugänglich ist.

Vielleicht sind Sie neugierig geworden und möchten sich das nächste Mal beim Sex selbst beobachten? Wie sehr teilen Sie Ihrem*Ihrer

Partner*in durch Bewegung, intensives Atmen, Seufzen oder Stöhnen mit, wie Sie sich gerade fühlen? Wie oft tun Sie es, um Gefühle und Empfindungen vorzutäuschen, die Sie gar nicht haben? Wie tut es Ihr*e Partner*in?

Wie lässt sich die Lustfähigkeit erweitern? Wie der Sex mehr genießen? Man kann lustvoller werden und mehr genießen, indem man zunehmend den ganzen Körper durchlässiger macht. Druck und körperliche Anspannung beim Sex bewirken zwar Entladungen, beides ist jedoch nicht förderlich für die Entfaltung tiefgreifender Lustgefühle. Schauen Sie sich gerne auch diesen Aspekt an und finden Sie heraus, welche Körperteile Sie beim Sex aktiver beteiligen, welche weniger, wo Bewegung in Ihrem Körper ist, wo der Fluss der Lust sich bei Ihnen staut. Vielleicht probieren Sie das nächste Mal aus, ein paar Steine aus dem Flussbett zu holen und zu beobachten, was passiert? „Fake it until you make it", wiederholte eine meiner Lehrtherapeutinnen, Dania Schiftan. Und obwohl ich zunächst etwas erstaunt schaute, ist tatsächlich etwas dran: Atmen Sie laut, seufzen Sie, räkeln Sie sich ... probieren Sie es aus, auch wenn es noch nicht ganz ‚spontan' kommt, und schauen Sie, wie es sich anfühlt!

Körperarbeit und achtsame sinnliche Berührungssessions können wesentlich dazu beitragen, in Kontakt mit dem eigenen Körper und seinem Lustpotenzial zu kommen. Dabei kann die Anspannung zum Schmelzen kommen und die Lust kann wieder frei fließen.

Innere Blockaden aufzulösen, sich mit der eigenen Geschichte und den eigenen Grenzen auseinanderzusetzen, zu den eigenen Bedürfnissen zu stehen und die Konsequenzen daraus zu ziehen, nicht einfach Nein, sondern ‚bitte nicht so, sondern so ...' sagen zu lernen, sind zwar nicht immer leichte Schritte. Das Ergebnis aber zahlt sich aus. Alte und beschränkende Glaubenssätze infrage zu stellen, diese zu überprüfen und zunehmend durch ein klares und starkes Körpergefühl zu ersetzen, kann auch ein vielversprechender Weg sein, der zu vielen sinnlichen Überraschungen auf der eigenen Insel führen kann. Seien Sie aber geduldig mit sich selbst und denken Sie bitte nicht, Sie würden etwas falsch machen, wenn sich das positive Gefühl nicht gleich einstellt. Veränderungen brauchen Zeit und Energie. Starten Sie mit der für Sie kleinsten Herausforderung. Diese kleinen Steine, die man bewegt, können etwas Großes ins Rollen bringen!

Eine Aussage von Sarah hat mich diesbezüglich besonders berührt: „Ja, es hat eine Veränderung stattgefunden und diese betrifft nicht allein den Moment selbst, in dem Berührung passiert“, erzählt sie, „das bezieht sich auf den ganzen Rest des Lebens. Es ist so ein Gefühl von Grundlust da.“ Gerade diese Grundlust ist eine zentrale Voraussetzung für die Bereitschaft, proaktiv auf den*die Partner*in zuzugehen. Wenn die Begegnung mit dem Gegenüber eine bestimmte Qualität hat, hält das positive Gefühl auch „in der Zeit danach an“, sagt Marion. „Und es ist ein tieferes Gefühl von Sattsein“, ergänzt Anton.

Einige Menschen erleben ihr Verlangen als einen Drang, der nach genitaler Vereinigung strebt und eine schnelle Befriedigung fordert. Das muss aber nicht so bleiben. Die Haltung gegenüber Sex kann sich ändern. Die Protagonisten des Buchs beschreiben ihren Entwicklungsprozess auch in Bezug auf diesen Aspekt und wie sie zu einer Form von Sexualität gekommen sind, die sie tiefer erfüllt und länger befriedigt: „Ich war früher schnell sexuell angetriggert. Ich hatte sehr viel intensiven und tollen Sex in meinem Leben - dachte ich bis vor Kurzem. Aber dann, so ungefähr nach zwei Stunden, hätte ich schon wieder Sex haben können“, erzählt Anton. „Jetzt ist es anders geworden, ich kann mich immer mehr da reinfallen lassen, ich bin dann so tief erfüllt davon ... Dann bin ich wirklich satt und will nicht gleich wieder die nächste Mahlzeit haben.“

Im Kontakt sein, in den Kontakt gehen

Sind wir im Kontakt mit unserem Körper, folgen wir dem Fluss unserer Lust beim Sex? Sind wir im Dialog mit dem*der Partner*in? Oder ist unsere gesamte Aufmerksamkeit beim Gegenüber? Sind wir nur bemüht, ihn*sie zu verwöhnen? Oder denken wir auch an unsere Lust und Befriedigung?

Ein bisschen gesunder Egoismus ist beim Sex gefragt. Gerade für Frauen, die oft die zweite Geige dabei spielen. Für viele ist Egoismus ein Schimpfwort, eine Prise davon ist jedoch die richtige Würze, um bei sich selbst zu bleiben und sich nicht komplett zu verausgaben. Zentrierung bedeutet, dass man bei sich selbst sein kann und gleichzeitig den*die Partner*in im Auge behält. Es heißt auch, dass das Liebesspiel zwei Stimmen hat, die sich abwechseln, zwei Melodien und Rhythmen, die ineinanderfließen. Wenn man sich selbst dabei vergisst, wird der Sex zu einem Monolog. Über bewusste Berührung entsteht ein Dialog. Im Zustand der Achtsamkeit kann man nicht berühren, ohne berührt zu werden. „Man kann sich vom anderen berühren lassen oder man nimmt den anderen in den Arm. Es entsteht eine engere, lebendige Berührungsbeziehung. Dadurch kommt man wieder zu sich selbst zurück“, erzählt Marion von ihrer Erfahrung.

In einem achtsamen Raum der Berührung lassen sich die eigenen Grenzen deutlicher wahrnehmen. Man geht nicht mehr einfach darüber hinweg und flüchtet sich in sein inneres Schneckenhaus. Sich auf diese Erfahrung einzulassen, ist nicht immer schmerzfrei. Auch für Marion war es manchmal so. Sie hat dadurch aber gelernt, die eigenen Grenzen zu erkennen und diese auf eine gute Art zu kommunizieren: „In der Massage habe ich schöne und auch mal weniger schöne Momente erlebt. Das hat mich aber weitergebracht. Ich habe verstanden, dass ich an bestimmten Stellen die Bremse hätte ziehen können. Ich habe gelernt, mich besser abzugrenzen und frühzeitig zu erkennen, wann ich das Gefühl habe, es passt nicht. Ich habe jetzt auch die Möglichkeit bekommen, deutlich zu sagen, dass ich nicht will."

Zentrierung beinhaltet auch die Fähigkeit, die eigenen Grenzen deutlich zu machen, auch wenn unsere Reaktion für den*die Partner*in unangenehm sein könnte. „Ja, ich bin mehr bei mir selbst. Der Partner muss mit seinem Gefühl selbst klarkommen, wenn ich Grenzen setze. Jetzt bin ich lieber einmal mehr unfreundlich, als dass ich mir etwas gefallen lasse, was für mich nicht stimmt. Da habe ich keine Lust mehr drauf", sagt Marion.

Die eigene Insel der Lust ist nicht umsonst eine Insel. Sie steht frei mitten im Ozean, umschmeichelt von den Wellen, erwärmt von der Sonne und doch abgegrenzt und selbständig. Gleichzeitig ist sie dennoch in ihrer Schönheit einladend verführerisch und für willkommene Gäste offen. Sie entscheiden selbst, wer willkommen ist.

Integrität durch Integration

Integrität ist ein Grundbedürfnis des Menschen. Das Gefühl der Integrität bedeutet, dass man sich unversehrt und als ungeteiltes Ganzes wahrnimmt. Oft ist es aber auch nicht so. Kennen Sie das auch, dass es bestimmte Aspekte Ihrer Person oder in Ihrem Leben gibt, die nicht ganz passend erscheinen und wie abgespalten sind? Sie wissen, dass sie da sind, aber ihre Stimme ist ganz leise und schafft es kaum, sich Gehör zu verschaffen. So ähnlich geht es einigen Menschen in Bezug auf die eigenen sexuellen Bedürfnisse. Sie sind zwar irgendwie da, aber tausend Dinge im Kopf hindern sie daran, sie wirklich ernst zu nehmen, dazu zu stehen, ihre Erfüllung aktiv zu suchen. Oft sind es fest verwurzelte Glaubenssätze, die diese Anteile in einer dunklen Höhle versteckt halten. Will man sich aber auf seiner Insel wohlfühlen, hat man keine andere Möglichkeit, den Weg zu diesem schattigen Versteck zu finden und diese Anteile ans

Licht zu bringen. Auch Marion ging es nicht anders. So beschreibt sie ihre Erkenntnis: „Durch die Erfahrung der Achtsamkeit in der Berührung habe ich verstanden, dass es nicht allein darum geht, nackt rumzulaufen oder einfach wie auch immer viel Sex zu haben, sondern dass es um eine tiefe Integration abgewehrter Anteile und abgespaltener Gefühle in sich selbst geht."

Diese Berührungserfahrung kann auf eine sanfte Art tiefgreifende Veränderungsprozesse in Gang setzen: „Diese Tiefe der Berührung hat mein Leben sehr verändert und mich bewegt, weitere Erfahrungen zu machen", erzählt Marion. Etwas, das sie vielleicht intellektuell bereits verstanden hatte, konnte sie durch Berührung auf einer körperlichen Ebene erleben und dadurch integrieren. Die Integration abgespaltener Anteile der eigenen Sexualität haben ihr ein klares Gefühl von Integrität ermöglicht.

Zu den oft verdrängten Anteilen gehören unverarbeitete, konflikthafte und traumatische Erfahrungen. Diese Erlebnisse können verschiedener Natur sein. Einige davon - wie im Fall von Sarah - entstehen leider durch den unsensiblen Umgang im medizinischen Kontext. Andere durch Gewalt und Missbrauch. Auch wenn an dieser Stelle nicht verallgemeinert werden darf und jeder Fall sehr behutsam und in einem therapeutischen Setting begleitet werden sollte, bedeutete die Erfahrung mit achtsamen sinnlichen Berührungen für Sarah „ganz viel Traumalösung".[110] Die Verbindung zu einem Teil ihres Körpers, den sie nicht mehr als unversehrt wahrgenommen hatte, konnte sie durch Berührungen wiederherstellen. Sie hat seitdem wieder Spaß und Lust beim Sex.

110 In verschiedenen Fällen und aus unterschiedlichen Gründen, die hier nicht weiter thematisiert werden können, ist bei schweren Traumatisierungen dieser auf Berührung basierende Ansatz nicht angemessen und kontraindiziert. Der Besuch einer solchen Selbsterfahrungsgruppe bedarf in jenen Fällen einer therapeutischen Begleitung und sollte nur in Absprache mit dem*der begleitenden Therapeut*in erfolgen.

Lebensgefühl

Die Art und Weise, wie wir sexuelle Intimität erleben, hat Einfluss auf unser gesamtes Leben. Eine positive Veränderung in unserem Sexualleben bewirkt ein positives Gefühl im Allgemeinen. Lust ist dann nicht nur im engen sexuellen Sinne gemeint, nicht nur ausschließlich für das Schlafzimmer reserviert. Sie darf in jedem Moment des Lebens präsent sein. „Sinnlichkeit hat mehr Raum gewonnen. Ja, die Sinnlichkeit, die Lust am Leben ist gewachsen. Es ist ein viel entspannteres und lustvolleres Leben", erzählt Anton. Wenn die Sinne aktiviert werden, wird alles sinnlicher wahrgenommen: Die Insel überrascht und begeistert uns mit dem Duft einer Blume, der frischen Brise auf der Haut, dem Geschmack einer reifen Frucht. Es ist so, als würde man fortdauernd mit dem Leben Liebe machen. „Das Gefühl fürs Leben hat sich verändert", erzählt Marion. „Es ist viel intensiver geworden, ich würde heute fast sagen, dass sich die ganze Triebfeder des Lebens verändert hat", fährt Marion fort. Es ist ein „Gefühl von Grundlust" da.

Die meisten Menschen trennen Sexualität vom restlichen Leben und schaffen dadurch eine Spaltung im eigenen System, die gar nicht notwendig wäre. Sexualität, oder besser gesagt unsere ‚sexuelle Energie', ist eine Essenz, die uns kontinuierlich nähren und tragen könnte, wenn wir sie zulassen und integrieren würden. Das bedeutet keineswegs, dass wir andauernd sexuell aktiv wären oder ständig an Sex im engeren Sinn des Wortes denken würden. Vielmehr wäre uns das Potenzial dieser vitalen Essenz zugänglich. Der Weg zu einer lebendigen Quelle sprudelnder Kreativität in unserem Inneren wäre für uns immer frei. Solange wir aber in einer dualistischen Spaltung leben, bleibt diese Quelle meist verschlossen. Die Erfahrung, die viele Menschen in einem Raum der Achtsamkeit als ‚spirituell' bezeichnen, beschreibt genau die Entdeckung dieses Energiebrunnens. Je mehr wir unsere Sexualität integrieren, desto stärker kann diese innere Quelle in uns fließen und sich in allen Lebensbereichen ausbreiten. Den

Zugang zu diesem verborgenen Schatz zu finden, ist die Erfahrung einer spirituellen Dimension in der Sexualität.

Interessanterweise kann sich dieser Aspekt auch dann zeigen, wenn man nicht absichtlich danach sucht. So war es bspw. für Marion, die sich als Intellektuelle beschreibt und bis dahin keinerlei Kontakt hatte mit esoterischem und spirituellem Gedankengut und diesem eher kritisch gegenüberstand. „Das Positivste an dieser Erfahrung ist, dass ich mich jetzt als kosmisches Wesen fühle, eine Verbindung zum Ganzen, ja einen spirituellen Rahmen entdeckt habe, aus dem ich nicht mehr herausfalle", erzählt sie. Und fährt fort: „Vorher war es so, dass ich mich tatsächlich als Intellektuelle begriff, ich war auch sehr distanziert allem Spirituellen gegenüber. Das fand ich alles höchst verdächtig und ja, heute freue ich mich, dass ich das überwunden habe und dass ich jetzt eine andere Offenheit habe, die mir viel mehr ermöglicht, in meine eigene Energie zu kommen."

Zusammenfassung und weitere Übungen

Wie wir uns in unserem Körper fühlen, wie sicher wir dabei sind, welche inneren Bilder und Bedürfnisse uns sexuell bewegen, das alles hat mit unserem sexuellen Erleben zu tun. Hier habe ich noch mal die wichtigsten Aspekte zusammengefasst:

- Sexuelle Selbstsicherheit ist der Dreh- und Angelpunkt befriedigender Sexualität. Mit dem eigenen Körper vertraut zu werden, sein Potenzial zu entfalten, über sinnliche Berührungen die neuronalen Voraussetzungen zu schaffen, kann zur Entwicklung eines positiven Gefühls beitragen, und dazu, sich als sexuelles Wesen wahrzunehmen und sich dabei wohlzufühlen.
- Abgespaltene Anteile zu integrieren, ist zentral für ein erfülltes Sexualleben. An den Stellen, an denen man stärkeren Widerstand spürt, lohnt es sich, vorsichtig und dennoch

entschieden hinzuschauen. Ein unerwartetes Gefühl von Ganz-Sein wartet auf uns, sobald wir unbewusste unterdrückte Aspekte an die Oberfläche kommen lassen.

- Lust und Erfüllung beim Sex zu erleben, wirkt sich auf das ganze Leben aus. Es lohnt sich, Hindernisse zu beseitigen. Eine „Grundlust" als lustvolle Haltung dem gesamten Leben gegenüber kann sich ausbreiten.
- Zum sexuellen Erleben gehört eine spirituelle Dimension, wer dafür offen ist, kann sie entdecken.

ÜBUNGEN UND ANLEITUNGEN

1. Gefühlspantomime

Spielen Sie diese Übung mit Ihrem*Ihrer Partner*in oder mit Freund*innen. Bei dieser Übung geht es darum, sich mit der Sprache des Körpers in der emotionalen Kommunikation vertrauter zu machen. Dabei werden die vier Parameter des Körpers besonders deutlich. Partner*in A ist der*die Beobachter*in, während Partner*in B ein Gefühl ohne Worte, aber je nach Wunsch mit Tönen oder Seufzern mimt. Partner*in A soll beobachten, wie viel Raum der*die andere mit seinem*ihrem Körper oder auch Blick einnimmt, wie die Körperspannung ist, ob sich der*die Partner*in langsam oder schnell bewegt und eventuell auch wie die Atmung ist – flach, schnell, angehalten etc. Wechseln Sie sich ab und probieren Sie verschiedene Gefühle aus. Versuchen Sie gemeinsam zu identifizieren, wie Sie Ihren Körper und seine Parameter (Bewegung, Atmung, Rhythmus und Spannung) unterschiedlich eingesetzt haben, um die verschiedenen

Gefühle zum Ausdruck zu bringen. Zum Schluss mimen Sie Lustgefühle und schauen, wie Sie diese mit Ihrem Körper zeigen. Wie bewegen Sie sich, wie atmen Sie, wie ist Ihr Blick und gibt es Töne dafür? Und wie ist es, wenn Sie Sex miteinander haben?

2. Warum Sex?

Die meisten Menschen möchten Sex in ihrem Leben. Einige wünschen sich häufigeren sexuellen Kontakt, andere möchten eine andere Qualität dabei erleben. Aber warum sie Sex haben möchten, haben sich wahrscheinlich die wenigsten gefragt. Diese kleine Übung führt Sie zu einer Antwort auf diese Frage. Sie können die Übung allein oder mit dem*der Partner*in machen. In beiden Fällen schreiben Sie auf einen Zettel die ersten Assoziationen, die Ihnen dazu einfallen. Welche Bedürfnisse werden durch diese Handlung, die wir Menschen Sex nennen, erfüllt? Anschließend überlegen Sie, welche könnten die Gründe des*der Partner*in sein, und schreiben Sie auch diese auf. Vergleichen Sie dann selbst oder im Austausch mit dem*der Partner*in, was Sie geschrieben haben, und lassen Sie sich genau erklären, was der*die andere Partner*in genau mit einem bestimmten Begriff gemeint hat. Versuchen Sie, die Gemeinsamkeiten genauso wie die Beweggründe, die vielleicht nicht übereinstimmen, wertzuschätzen und als Elemente der jeweiligen Sexualität zu sehen.

3. Führen und Geführtwerden

In dieser Übung können Sie spielerisch ausprobieren, wie es ist, wenn Sie abwechselnd die Führung übernehmen und diese aber auch abgeben, sobald der*die Partner*in signalisiert, dass er*sie bereit dafür wäre. Stellen Sie sich voreinander und entscheiden Sie, wer Partner*in A und B ist. Strecken Sie Ihre Arme leicht nach vorne, sodass sich die Hände an den Handflächen mit den Fingern nach oben berühren können. Partner*in A übernimmt die Führung und fängt an, die Hände zu bewegen.

Partner*in B folgt den vorgeschlagenen Bewegungen. Probieren Sie kleine und große Bewegungsabläufe, langsamere und schnellere, halten Sie zwischendurch an und nehmen Sie einfach nur den Kontakt der Hände wahr. Nach einer Weile wechseln Sie die Rollen. Nun übernimmt Partner*in B die Führung. Machen Sie eine kleine Pause und tauschen Sie sich kurz aus. Anschließend stellen Sie sich wieder voreinander. Diesmal wird die linke Hand mit der Handfläche nach oben gerichtet, die rechte mit der Handfläche nach unten. Der*die Partner*in macht das Gleiche und beide Hände berühren sich. Nun kommt eine kleine Herausforderung: Jeweils die rechte Hand von beiden Partner*innen übernimmt die Führung und die linke folgt. Machen Sie diese Übung ruhig einige Minuten lang. Anschließend tauschen Sie sich aus. Sprechen Sie dann über Ihre jeweiligen Rollen in der Sexualität und vergleichen Sie sie.

Kapitel 7: Du und ich – Sex und Liebe

Ein guter Liebhaber ist nicht unbedingt der beste Partner für uns. Und der beste Vater für unsere Kinder nicht zwingend derjenige, der uns im Bett glücklich macht.

Susanna-Sitari Rescio

Sex findet meist zwischen zwei Menschen statt. Jedenfalls entstehen sexuelle Probleme häufig in einer solchen Konstellation. Mit sich selbst kommt man irgendwie klar. Mit dem*der Partner*in immer mal wieder nicht. Ein zentraler Faktor für eine erfüllende Sexualität ist neben der körperlichen Befriedigung die Fähigkeit, beim Sex emotionale Nähe zuzulassen, Intimität zu genießen und dabei Bindungsgefühle zu erleben.

Wenn zwei Menschen zusammenkommen, besuchen sie sich zunächst gegenseitig auf der Insel des anderen. Sie schauen sich um, bewundern die einzigartigen Blumen und kosten von den reifen und leckeren Früchten. Irgendwann kann der Wunsch entstehen, etwas näher zu rücken, die Zweisamkeit zu festigen, aus einer Begegnung eine Beziehung zu gestalten. Dann beginnen die beiden, einen gemeinsamen Garten zu gestalten. Jeder wird, je nach Neigung, Erfahrung und Vorlieben, dazu beitragen, diesen sinnlichen Garten zu bepflanzen. Je reichhaltiger und vielfältiger die jeweiligen Samen sind, desto bunter und prachtvoller wird der gemeinsame Garten. Vielleicht wird hier und da nicht alles wachsen können, wie man es gerne hätte, manchen Blüten und Früchten gelingt es nicht, sich auf dem gemeinsamen Boden zu akklimatisieren. Und doch kann mit etwas Zuwendung und Hingabe ein wunderschöner Garten der Lust entstehen. Jene Lust, die nur zwischen diesen zwei Menschen möglich ist, die anders ist als die von anderen Paaren oder mit anderen Partner*innen, macht ihre Begegnung einzigartig. Vielleicht vermisst man hier und da eine besondere Blume oder den atemberaubenden Blick auf eine schöne Bucht. Das ist in Ordnung, für Momente. Dann aber lohnt es sich, die Aufmerksamkeit auf den gemeinsamen Garten zu lenken und diesen so gut wie möglich zum Erblühen zu bringen, bevor es zu spät ist.

An dieser Stelle eine Präzisierung: In diesem Buch beschreibe ich einige Aspekte und Fähigkeiten, die für viele Menschen einen entscheidenden Bestandteil befriedigender Sexualität darstellen. Gleichzeitig zeige ich, wie durch eine bestimmte Berührungspraxis genau diese Aspekte positiv beeinflusst und Fähigkeiten vertieft werden können. Eine dieser Fähigkeiten hat mit dem Gefühl von Nähe und Intimität zu tun. Einer der Hauptgründe für Sex ist das Erleben intensiver Bindungsgefühle mit dem*der Partner*in. Wenn dieses Bedürfnis immer wieder frustriert wird, verliert der Sex an Bedeutung und die Lust lässt nach.

Das bedeutet aber nicht, dass für andere Menschen oder für dieselben in anderen Situationen der Aspekt der Nähe und der Bindung keine oder kaum eine Rolle spielt, weil sie gerade etwas anderes im Sex suchen und finden. Nicht jeder Mensch und nicht jedes Mal, wenn er*sie sexuell aktiv ist, sucht er*sie eine intime Verbindung. Manchmal ist der Beweggrund die reine sexuelle Befriedigung ohne emotionale Komplikationen. Für andere ist der Sex Mittel zum Zweck, bspw. für die Realisierung des eigenen Kinderwunsches oder aus anderen Gründen. Auf den Punkt gebracht: Der Aspekt der Nähe ist keineswegs ein absoluter Wert. Es kann aber einer werden, wenn dieser vermisst wird.

Wenn Monogamie toxisch wird

Sex und Liebe sind zwei Dimensionen, die für die meisten Menschen im durch westliche Werte geprägten Kulturraum heutzutage untrennbar zueinander gehören. Dies fühlt sich jedenfalls für viele Menschen richtig an. Hinzu kommt die Erwartung der Exklusivität sowohl der Liebesgefühle als auch der sexuellen Wünsche. Beide sollen auf den*die eigene*n Partner*in gerichtet sein. Was hat die Einstellung der Monogamie für Konsequenzen?[111]

In einer monogamen Beziehung erwarten die Partner*innen, dass der*die andere all seine*ihre emotionalen und sozialen Bedürfnisse erfüllt. Das impliziert auch, dass Liebe nur dann als solche definiert wird, wenn Gefühle und sexuelle Anziehung gegenüber anderen Menschen nicht möglich sind, besser noch gar nicht erst entstehen. Eine weitere Implikation hat mit dem Schutz der Beziehung zu tun, eine Entität, die gleichzeitig fragil ist und das Allerwichtigste im eigenen Leben sein sollte. Diese Beziehung muss man selbstverständlich schützen, auch wenn das die komplette emotionale und sexuelle Zurückhaltung gegenüber anderen Menschen bedeutet. Umgekehrt bedeutet die Tatsache, dass man sich in jemand anderen verliebt oder ihn*sie sexuell attraktiv findet, dass die Liebe für den*die Partner*in nicht echt ist und dass man selbst eine schreckliche, liebesunfähige Person ist, wenn man so etwas dem*der Partner*in zumutet.

In diesem Denksystem ist Eifersucht der beste Indikator für wahre Liebe. Eifersucht darf jedoch auf keinen Fall provoziert werden, ganz im Gegenteil wird erwartet, dass man sich in vornehmer Zurückhaltung übt, um den*die Partner*in nicht aus seiner*ihrer Komfortzone zu reißen. Mit anderen Worten: Man sollte alle Gefühle und Empfindungen, die für andere Menschen entstehen könnten, nicht zeigen und am besten gar nicht erst zulassen. Noch darüber hinaus: Man sollte alle eigenen abweichenden Wünsche und Erwartungen an eine gemeinsame Sexualität im Keim ersticken, wenn diese für

111 Poly.Land (2019). How Bisexual Erasure & Toxic Monogamy Culture Are Linked. https://poly.land/2018/07/27/bisexual-erasure-toxic-monogamy-culture-linked/, gesehen am 08.07.2019.

die andere Person nicht passend erscheinen. Vor allem dann, wenn diese Bedürfnisse – bspw. nach häufigerem Sex oder nach Variationen in dem routinierten Ablauf – eine Herausforderung und Auseinandersetzung mit eigenen Themen und Ängsten des*der Partner*in bedeuten. Diese Denkweise – das Ideal der bedingungslosen Liebe – lässt schließlich Liebe und Sex unzertrennlich miteinander verschmelzen und beides wird für immer auf eine einzige Person gerichtet, bis es zu einer Implosion kommt, bei der alles Lebendige aus der Beziehung verfliegt.

Diese Verschmelzung mag zu Anfang einer Beziehung erwünscht sein und es scheint tatsächlich wie von selbst zu funktionieren. Herausfordernd wird diese ideale Vorstellung von Beziehung, Liebe und Sex mit der Zeit aus verschiedenen Gründen. Einerseits wird verdrängt, dass man Liebesgefühle, geistiges Interesse sowie sexuelle Anziehung gleichzeitig für mehr als einen Menschen empfinden kann und dass diese Tatsache nicht zwangsläufig bedeutet, dass man nicht lieben kann. Liebe ist eine besondere Form intensiver Zuneigung gegenüber anderen Menschen. Aus welchen Gründen soll es nicht möglich sein, dieses Gefühl für verschiedene Personen zu empfinden? Vielleicht sind die Nuancen dieses Gefühls unterschiedlich, so wie Menschen es eben auch sind. Womöglich berühren verschiedene Menschen andere Saiten in einem selbst, die dadurch zum Klingen gebracht werden, oder unterdrückte, unbefriedigte Bedürfnisse werden auf einmal angesprochen. Und darum passiert es immer wieder, dass sich Liebesgefühle jenseits der Partnerschaft entfalten, gerade in langjährigen Beziehungen. Diese zu verleugnen, scheint auf Dauer nicht die beste Lösung zu sein.

Auf der anderen Seite vergisst man, dass es sich bei Liebe und Sex um zwei Bedürfnisse handelt, die zum Teil nach ganz verschiedenen Gesetzen funktionieren. Liebe sucht Nähe und Vertrautheit, Geborgenheit und Sicherheit; doch das Verlangen braucht verbundene Distanz, eine Prise Fremdheit und ja, immer wieder, den Kitzel der Eroberung. In der Verschmelzung der Verliebtheit schwindet das eigene Selbst in einem Wir-Gefühl und verliert für eine ganze Weile seine eigenständige Identität. Wir werden eins mit dem*der Partner*in. Wozu dann noch der Sex, wenn man bereits die ganze Zeit miteinander verschmolzen ist? Man teilt schon alles, Tisch und Bett, Sorgen und Freuden, angenehme und unangenehme Gewohnheiten. Sex braucht für die meisten immer wieder den Reiz des Neuen, des Fremden, das Prickeln eines Abenteuers. Wenn der andere immer vor unserer Nase ist, wir ihn*sie in- und auswendig zu kennen glauben, sind wir uns bereits so nah, dass kaum Verlangen nach noch mehr Nähe entstehen kann.

Sex und Begehren in einer langjährigen Beziehung brauchen emotional verbundenen Abstand und Dynamik innerhalb der emotionalen Verbundenheit, sodass man den*die Partner*in zwischendurch wie aus der Ferne sieht. Wir sehen, wie er*sie sich in der Welt bewegt, seinen*ihren Interessen nachgeht, sich für andere Menschen interessiert und sich andere Menschen für ihn*sie interessieren. Und wie er*sie eine eigene Persönlichkeit entwickelt und neue Dinge entdeckt, die ihn*sie für uns immer wieder aufs Neue interessant und begehrenswert werden lässt. Dafür brauchen wir ein stabiles und sicheres Selbst, das sich selbst beruhigen kann, dass auf Krisen maßvoll reagiert und sich nicht hinter Mauern versteckt, ein Selbst, das fähig ist, Ausdauer zu zeigen und nicht bei der ersten Schwierigkeit aufzugeben.[112] Was emotionale Nähe und Intimität schafft, ist auf Dauer kein Garant für guten Sex! Ich möchte Sie einladen, neue Wege auf Ihrer Insel ausfindig zu machen, auf welchen Sie eine Prise Risiko in Ihre Geborgenheit, ein wenig Geheimnis in Ihre Vertrautheit und etwas Neues in das Beständige Ihrer Beziehung einfließen lassen.[113]

---

112 Schnarch, D. (2015). Intimität und Verlangen. Sexuelle Leidenschaft in dauerhaften Beziehungen. 6. Auflage. Stuttgart: Klett-Cotta.

113 Perel, E. (2006). Mating in Captivity. Unlocking Erotic Intelligence. New York: Harper Collins Publishers.

Nach der zweiten sexuellen Revolution

Darüber hinaus haben sich vor allem in den letzten fünfzig Jahren, d.h. nach der sexuellen Revolution in den Sechzigern des letzten Jahrhunderts und der darauffolgenden sogenannten Neosexuellen Revolution, sämtliche Lebensbedingungen verändert.[114] Der Sexualwissenschaftler Volkmar Sigusch unterscheidet drei sexuelle Revolutionen, die sich seit Ende des 19. Jahrhunderts in Europa und Nordamerika abgespielt haben. Alle drei wirken heute noch nach und gehen ineinander über: Die Erste Revolution wurde von den bahnbrechenden Theorien Sigmund Freuds ausgelöst, die in seinem 1904 veröffentlichten Buch ‚Drei Abhandlungen zur Sexualtheorie' beschrieben wurden. Die Zweite Revolution fand in den 1960er und 1970er Jahren statt, bei der Sexualität vor allem als Rebellion gegen die Borniertheit und Prüderie der vorausgegangenen Generationen angesehen wurde. Und schließlich die Dritte Revolution, die sich seit den 1980er Jahren bis heute schleichend entfaltet. Diese von Sigusch ‚Neosexuelle Revolution' genannte Entwicklung beschreibt einen soziokulturellen Wandel des Sexualverhaltens und der Moral, der in den sechziger Jahren anfing und heute noch andauert. Sigusch beschreibt, wie die besondere Bedeutung und Symbolkraft, die Sexualität in den 1960ern gewann, an Intensität nachgelassen hat.[115] Heute steht Sexualität nicht mehr für Glück, Rebellion und Rausch. Ihre allgegenwärtige Präsenz beeinflusst auf negative Art das Begehren viel effizienter als alle bisher unternommenen Versuche, es zu unterdrücken. Mangelndes Begehren und Lustlosigkeit sind zwei der häufigsten Symptome in der Sexualberatung. Diese Entwicklung hat sowohl Beziehungen als auch das Sexualleben des Einzelnen von Grund auf verwandelt. Schwer zu glauben für die jüngeren Generationen, aber vielleicht für einige doch noch präsent in der eigenen Erinnerung und Geschichte, ist die Tatsache, dass bspw. bis zur Entdeckung und

114 Sigusch, V. (2013). Sexualitäten. Eine kritische Theorie in 99 Fragmenten. Frankfurt am Main: Campus.

115 Ebd.

Zulassung der sogenannten Antibabypille 1965[116] keine zuverlässige, weitverbreitete und wenig risikobehaftete Möglichkeit zur Familienplanung existierte. Deshalb war das Sexualleben des Einzelnen, aber selbstverständlich für Frauen besonders, eindeutig einschränkt und mit Ängsten und großen Risiken verbunden.

Auch das Thema Schwangerschaftsabbruch ist heute in vielen Ländern der Welt kein Thema mehr. Die gesetzliche Durchsetzung der Möglichkeit für eine Frau, unter hygienischen und medizinisch einwandfreien Bedingungen eine unerwünschte Schwangerschaft unterbrechen zu können, ist eine relativ junge Errungenschaft, die jedoch heute leider wieder verstärkten Widerstand erlebt. Die Gesetzgebung in diesem Bereich durchlief verschiedene Phasen. Seit 1995 ist ein Schwangerschaftsabbruch in Deutschland immerhin straffrei, wenn auch immer noch rechtswidrig. Frauen können und dürfen heute unter Erfüllung bestimmter Bedingungen abtreiben, wenn sie es wünschen.[117]

Ohne in die Tiefe der Problematik eintauchen zu wollen, welche den Rahmen dieses Buchs sprengen würde, ist es mir ein Anliegen, die Leser*innen für diese Thematik zu sensibilisieren. Sexualität in der Beziehung, so wie sie heute verstanden wird, ist eine relativ junge Erscheinung in der Landschaft möglicher partnerschaftlicher Konstellationen. In früheren Zeiten haben Menschen ihre sexuellen Bedürfnisse sicherlich auch ausgelebt. Das Wort ‚Sexualität' ist jedoch erst dreihundert Jahre alt. Diese Tatsache zeigt unter anderem, dass sich der Stellenwert von Sexualität innerhalb einer Beziehung im Laufe der Geschichte stark verändert hat. Vielleicht dient diese Information dazu, die absolute Priorisierung sexueller einwandfreier Funktionalität und entsprechender Zufriedenheit beim Sex innerhalb einer langjährigen, monogamen Beziehung etwas zu relativieren. Partner*innen sind in früheren Zeiten und Kulturen

---

116 In der ehemaligen DDR hieß sie Wunschkindpille und war 1961 bereits zugänglich.

117 Siehe § 218 f. StGB. Sowie: Busch, U., Hahn, D. (2015). Abtreibung – Diskurse und Tendenzen. Bielefeld: Transcript-Verlag.

auch nicht aufgrund sexueller Anziehung zueinander gekommen und haben geheiratet, sondern sie hatten meist ganz andere – häufig wirtschaftliche oder politische – Beweggründe. Abgesehen davon, dass die Ehe zeitweise nur wohlhabenderen Menschen erlaubt und nur dann Sexualität zwischen den Partner*innen erlaubt war. Alle anderen, die die finanziellen Mittel nicht hatten, durften, jedenfalls vor dem Gesetz, auch keinen Sex haben.[118] Ehebruch war vor nicht langer Zeit noch strafbar und die Strafen dafür nahmen drakonische Ausmaße an. Gleichgeschlechtliche Beziehungen und Sexualität waren verboten und wurden bis vor Kurzem sogar als Krankheit definiert.[119]

Beziehung pur

Was wir heute leben, lässt sich als ‚Beziehung pur'[120] definieren, d.h. die reine Beziehung, die keinen weiteren Zwängen unterliegt und nur aus Lust und Liebe heraus besteht und davon genährt wird. Tatsächlich sind heute zumindest in unserer Gesellschaft wirtschaftliche und politische Überlegungen für eine Ehe eher die Seltenheit und auch arrangierte oder Vernunftsehen eher die Ausnahme. Daher sind Liebe und gegenseitige sexuelle Anziehung nahezu der einzige Grund, eine Ehe einzugehen. Also zwei Aspekte, die bekanntermaßen eher unberechenbar, oft flüchtig, jedenfalls selten auf Dauer nur mit einer Person in Verbindung gebracht werden. Heute erwarten Menschen das, was ich als ‚Hollywood-Ideal' beschreibe: Bedingungslose Liebe bei leidenschaftlicher Sexualität und zwar mit einem*einer und dem*derselben Partner*in ein Leben lang, was heutzutage – auch wieder anders als in der gesamten Lebensgeschichte der Menschheit – 20, 30, 40 oder mehr Jahre

---

118 Eder, F. X. (2009). Kultur der Begierde. Eine Geschichte der Sexualität. 2. erw. Auflage. München: C.H. Beck.

119 Erst 1992 wurde Homosexualität aus dem ICD (International Statistical Classification of Diseases and Related Health Problems), dem internationalen Manual zur Klassifizierung von Krankheiten, gestrichen.

120 Schmidt, G. (2011). Der neue DER DIE DAS. 3. Auflage. Gießen: Psychosozial-Verlag.

bedeutet. Dass Menschen in diesem Zeitraum sich nur für einen Menschen interessieren, keine Gefühle für andere entwickeln oder sich sexuell nicht von anderen angezogen fühlen und keinen Wunsch verspüren, ihre Lust auch mit anderen auszuleben, ist ein Ideal, das die Quadratur des Kreises verlangt, um realisiert zu werden. Die ‚reine' Beziehung wird im Gegensatz zu früher nur um ihrer selbst willen eingegangen, sie ist emotionsgesteuert und ständig im Prozess. Wenn die Gefühlsintensität oder die sexuelle Anziehung nachlässt, wird sie infrage gestellt. Die eigenen Liebesgefühle und/ oder die Liebesfähigkeit des*der Partner*in werden angezweifelt, die eigene sexuelle Attraktivität skeptisch geprüft.

Sexualität in einer langjährigen Beziehung ist heute eine große Aufgabe, die Bereitschaft, Kreativität und Mut erfordert. Sexuelles Begehren über viele Jahre in der Partnerschaft lebendig zu halten, ist keine Selbstverständlichkeit. Selbst dann nicht, wenn die Liebesgefühle noch bestehen und der*die Partner*in einem noch attraktiv erscheint. Die Komplexität dieses Phänomens, das wir Sex nennen, erlaubt uns keine einfache Bewältigung für die zunehmende Lustlosigkeit in einer langjährigen Beziehung. Diese meist als Problematik empfundene Tatsache findet keine schnelle Lösung, vor allem aber keine ‚bequeme', um in der gewohnten und vertrauten ‚Komfortzone' bleiben zu können. Neben einer wachsenden Akzeptanz der Tatsache, dass es uns Menschen nicht immer gelingt, alles nach unserem Geschmack zu optimieren, gibt es jedoch noch etwas Spielraum. Sich auf neue sexuelle Erfahrungen und Herausforderungen einzulassen, kann wie ein frischer Wind die müden Lebensgeister auf der gemeinsamen Insel zu neuem Leben erwecken und den Sex erneut in Schwung bringen. Neue Impulse und Anregungen lassen noch nicht gelebte Anteile in uns und im Gegenüber lebendig werden, sprechen unsere Neugierde an und machen uns wieder interessant und sexy.

Nähe, Intimität, Bindung

„Die Tomaten im Garten zu berühren, sie wirklich zu berühren, die Wände des Hauses oder den Stoff der Vorhänge oder einen Erdklumpen wirklich zu berühren, das bedeutet sicherlich, sie so vollständig zu sehen, wie Augen sehen können. Aber es ist mehr, als sie zu sehen, es bedeutet, sich auf sie einzustellen und es dem Strom, den sie führen, zu ermöglichen, sich mit dem eigenen zu verbinden – wie Elektrizität. Anders gesagt, dies bedeutet das Ende des Lebens in Konfrontation mit den Dingen und der Anfang des Lebens mit ihnen. Mach dir nichts daraus, wenn es dich schockiert, doch dies ist Liebe. Du kannst deine Hände nicht daran hindern, das zu lieben, was sie wirklich gefühlt haben.“[121]

Es geschieht immer etwas Besonderes, wenn zwei Menschen einander fühlend berühren. So mag sich die allererste Erfahrung der Liebe angefühlt haben. Das Erste, was wir als lebende Wesen wahrnehmen, dürfte ein Gefühl innigsten körperlichen Kontakts sein, ein Eingebettetsein in der schützenden Gebärmutter. In diesem Stadium erlebt das werdende Wesen wechselnde Berührungs-, Druck- und Bewegungsreize, die wichtigsten Signale für das sich entfaltende Nervensystem. Der Embryo schwebt im warmen Fruchtwasser und die gesamte Hautoberfläche des ungeborenen Kindes wird berührt. Der kleine Körper badet sicher in dieser Flüssigkeit und wird vollständig von ihr umhüllt. Das ungeborene Kind ist in einer vollkommenen Umarmung zusammengekuschelt und schwingt im Rhythmus der Bewegungen der Mutter mit. Dies sind unsere ersten Erlebnisse: die vielfältigen Berührungsreize und Eindrücke im Mutterleib. Erst später entwickeln sich die anderen Sinne und das Ungeborene kann auch Geräuschen, unter anderem dem Herzschlag der Mutter, lauschen. Da wir während der langen Entwicklungszeit vor der Geburt keinen anderen Umweltreizen ausgesetzt sind, prägen sich diese

121 Lusseyran, J. (1989). In: Wagener (2000). Fühlen – Tasten – Begreifen. Berührung als Wahrnehmung und Kommunikation. S. 134. Oldenburg: bis. Übersetzung: Connelly (1992).

ersten Eindrücke unserem Gehirn unauslöschlich ein. Sie bedeuten Sicherheit, Geborgenheit und Passivität.

Die Geburt unterbricht rasch diesen paradiesischen Zustand. Die Kontraktionen der Gebärmutter drücken das kleine Wesen in die Welt hinaus. Das Baby reagiert mit verzerrtem Gesicht, Verzweiflung, panischer Angst und beschreit den Verlust des gewohnten intimen Körperkontakts mit der Mutter. Nach dem Drama der Geburt und der Austreibung aus dem Mutterleib erwacht das Baby aus seinem ersten Schlaf und braucht jetzt unendlich viel Zuwendung, Körperkontakt und Zärtlichkeit, um für den Verlust seines vorgeburtlichen Paradieses entschädigt zu werden. Das Schreien des Kleinkindes wird von den Eltern oft missverstanden. Auch ein gesunder, wohlgenährter und gut gepflegter Säugling, dessen Bedürfnis nach Zärtlichkeit, Geborgenheit und körperlichem Kontakt nur mangelhaft befriedigt wird, besteht mit hartnäckigem Geschrei auf seinem Recht, bis er es bekommt. Dieser Wunsch und Bedarf nach Intimität ist gerade in den ersten Lebensmonaten des Menschen außerordentlich groß.[122]

Wie ist es mit der existenziellen Bedeutung von Berührungen für erwachsene Menschen? Können wir ohne Berührung leben? Ohne Berührungen von einer anderen Person? Wie lange und wie gut? Vielfältige Studien betonen die existenzielle Wichtigkeit von Berührung für den Menschen.[123] Berührung ist demnach ein Grundbedürfnis wie Hunger, Durst und das Schlafbedürfnis. Sexualität hingegen scheint eine sekundäre Bedeutung zu haben, weil sie nicht unmittelbar überlebenswichtig ist.[124]

Hautkontakt und -stimulation sind nicht nur für das Baby überlebenswichtig, sondern auch für den heranwachsenden und erwachsenen Menschen. Diese Tatsache führt heute in Ermangelung ausreichender Berührungserfahrungen im Alltag häufiger

122 Morris, D. (1972). Liebe geht unter die Haut. Die Naturgeschichte des Intimverhaltens. Zürich: Droemer Knaur.

123 Davis, P. K. (1994). Die Kraft der Berührung. Ritterhude: Waldhausen.

124 Ebd.

zu Ersatzlösungen. Das wachsende Angebot an verschiedenen Massagen beweist diese Tendenz.

Einige Menschen verwechseln den ‚Hunger der Haut' nach Berührungen mit nervöser Unruhe, Einsamkeit oder mit dem Hunger des Magens und versuchen, diese Bedürfnisse zu erfüllen. Der Hauthunger bleibt jedoch erhalten und nährt die Sehnsucht nach einfühlsamen Berührungen.[125] Im Großen und Ganzen befriedigen wir unseren Hauthunger, ohne überhaupt genau zu wissen, wonach wir uns sehnen. Wir versuchen, dieses Bedürfnis durch Essen, Medikamente und Vergnügungen zu befriedigen, oder indem wir uns in die Arbeit stürzen, uns sonst irgendwie beschäftigen, durch Gespräche und wahllose Geschlechtsbeziehungen. Trotzdem bleibt dieses Verlangen nach der grundlegendsten Form der Kommunikation bestehen – das Bedürfnis nach Berührung. So kann Sexualität immer wieder zur Ersatzbefriedigung werden, wenn eigentlich ein Bedürfnis nach Berührung jenseits sexueller Aspekte besteht. Ob Berührung ein Grundbedürfnis ist oder nicht, lässt sich wahrscheinlich nicht definitiv klären. Wir kommen aber nicht umhin, festzustellen und zu spüren, welche Rolle Berührung in unserem Leben spielt und wie wenig Raum ihr in unserer Gesellschaft trotzdem nur gegeben wird.[126]

Berührung und der Tastsinn bilden für den Säugling eine überlebenswichtige Funktion, die ihm erlaubt, sich als Körper und sich selbst als körperlich im Raum bewusst wahrzunehmen. Gleichzeitig erfüllt dieser Sinn eine Ich-bildende Funktion. Durch Berührungen bildet sich ein allererstes Gefühl für das eigene Selbst. Das ermöglicht dem kleinen Wesen und später dem erwachsenen Menschen, in Kontakt mit anderen zu treten und emotional mit diesen zu kommunizieren. Durch bestimmte Berührungsmerkmale lässt sich zudem unser Grundbedürfnis nach Bindung befriedigen und schließlich können durch sinnliche Berührungen erotische Empfindungen und Gefühle entstehen.

---

125 Ebd.

126 Wagener, U. (2000). Fühlen – Tasten – Begreifen. Berührung als Wahrnehmung und Kommunikation. Oldenburg: bis.

Wie intim können wir in der Intimität sein?

Die Antwort auf diese Frage ist nicht immer schmerzfrei. Aber zunächst schauen wir, was genau Intimität bedeutet. Das Wort Intimität stammt aus dem Lateinischen und bedeutet wörtlich ‚dem Rand am fernsten' oder ‚am weitesten innen'. Es beschreibt einen Zustand tiefster Vertrautheit zwischen zwei Menschen. Intimität macht ein vertrautes Verhältnis aus und herrscht in der Intimsphäre, das heißt einem persönlichen Bereich, der durch die Anwesenheit ausschließlich bestimmter oder keiner weiteren Person definiert ist und Außenstehende nicht betrifft. Körperliche Intimität ist die körperliche Nähe oder Berührung meist zwischen zwei Personen. Intim hat für uns vielerlei Bedeutungen: vertraut, innig, vertraulich, gemütlich, sehr nahestehend, eng und nahe beieinander. Eine intime Handlung kommt dann zustande, wenn zwei Menschen körperlich miteinander in Kontakt treten - ein Händeschütteln, eine Liebkosung, ein Klaps auf die Schulter oder eine Ohrfeige, eine Maniküre oder ein chirurgischer Eingriff.[127]

Als erwachsener Mensch können wir auf verschiedene Arten und Weisen miteinander in Verbindung treten. Wir schreiben uns Briefe oder E-Mails, kommunizieren über Apps und lesen Nachrichten, wir hören, was der andere erzählt, wir beobachten die Mimik und reagieren darauf, wir können den Geruch des anderen wahrnehmen und seine*ihre Umarmung fühlen. Wir nennen diese Interaktionen ‚In-Kontakt-Treten' oder ‚In-Berührung-Kommen', aber nur die letzte hat tatsächlich mit Körperkontakt zu tun, während alle anderen aus einer Distanz erfolgen. Wir gehen offenbar davon aus, dass der körperliche Kontakt die ursprünglichste aller Kommunikationsformen ist. Im alltäglichen Sprachgebrauch verwenden wir oft ‚handgreifliche' Metaphern, um Gefühle verständlich zu machen, die mit

127 Morris, D. (1972). Liebe geht unter die Haut. Die Naturgeschichte des Intimverhaltens. Zürich: Droemer Knaur.

der betreffenden Situation verbunden sind: „Diese Geschichte geht mir unter die Haut"; „Er kann einiges ab, er hat ein dickes Fell"; „Sie ist dünnhäutig, ihre Nerven liegen blank".[128]

Es gibt einen weiteren besonderen Aspekt von Intimität, der zunächst etwas widersprüchlich erscheinen mag. Es handelt sich um die Fähigkeit, sich dem Gegenüber vollkommen nackt und authentisch zu zeigen, selbst dann, wenn man ahnt, dass der*die Partner*in z. B. bestimmte Wünsche, Gefühle oder Vorlieben nicht bestätigt oder bereit ist zu akzeptieren. Es geht bei dieser Form von Intimität um eine Selbstoffenbarung, die die Bestätigung des Gegenübers nicht zwingend benötigt im Gegensatz zu einer Form von Intimität, die nur den Einklang und die Zustimmung des*der Partner*in sucht und erfordert. Diese Form von Intimität setzt die Fähigkeit voraus, das Spannungsfeld auszuhalten, das unweigerlich bei einer solchen Selbstoffenbarung entstehen kann. Es geht um den Zustand der Nähe, die Partner*innen sind sich nah und im selben Moment spüren sie Fremdheit, weil eine*r etwas sagt, fühlt oder tut, was für die andere Person zunächst eine Distanz schafft. Sich in diesem Spannungsfeld wohlzufühlen, beides halten zu können, die absolute Nähe und auch die Distanz, die entsteht, wenn Wünsche, Bedürfnisse und Gefühle nicht immer synchron und aufeinander gerichtet sind, verlangt eine starke innere Zentrierung. Und darüber hinaus ist auch die Fähigkeit, sich selbst zu beruhigen und bei Konflikten entschärfend und gleichzeitig proaktiv zu reagieren, sehr wichtig. Auch Ausdauer, Mut und ein hohes Maß an Toleranz spielen eine große Rolle.[129]

Obwohl Intimität, berührende Intimität und Intimität durch Berührung einen bedeutsamen Stellenwert in der partnerschaftlichen Liebe und Sexualität haben, können Menschen häufig nur teilweise Intimität erleben, zulassen und aushalten. Womit hängt diese Fähigkeit zusammen? Was beeinflusst unsere Fähigkeit, Intimität zu erleben und in intimen Kontakt zu treten?

---

128 Ebd.

129 Schnarch, D. (2015). Intimität und Verlangen. Sexuelle Leidenschaft in dauerhaften Beziehungen. 6. Auflage. Stuttgart: Klett-Cotta.

Intimität hat unweigerlich mit Nähe zu tun. Diese Nähe hat eine emotionale und geistige Konnotation, die sich darin ausdrückt, dass wir uns ‚auf einer Wellenlänge' mit dem*der Partner*in bewegen, dass wir uns verstanden fühlen, ähnliche Werte teilen, eine gemeinsame Vision hegen. Schließlich auch, dass wir uns in Anwesenheit des*der Partner*in trauen, Aspekte und Schwächen zu zeigen, Vorlieben, Gefühle und Wünsche zu äußern, wofür wir womöglich keine Bestätigung bekommen. Intimität hat jedoch auch eine körperliche Dimension mit vielfältigen Nuancen. Diese befinden sich auf einem Kontinuum, das sich vom Umarmen, Halten, Trösten, Kuscheln bis hin zum sexuellen Austausch über Sinnlichkeit und Erotik erstrecken kann.

Was jedoch jeder Mensch als ‚intim' im körperlichen Kontakt mit dem*der Partner*in versteht, ist höchst individuell und teilweise wirklich überraschend. In meiner Praxis, aber auch privat, habe ich bereits die verschiedensten Momente und Situationen als ‚intim' oder ‚intimer als etwas anderes' beschrieben gehört. Wie sieht es bei Ihnen aus? Welche Momente, welche Handlungen würden Sie als intim beschreiben? Gibt es vielleicht sogar eine ‚Rangliste'? Was ist für Sie das Intimste beim Sex mit dem*der Partner*in? Was glauben Sie, was ist für Ihre*n Partner*in das Intimste?

Ein besonderer Aspekt von Intimität in der Sexualität ist ihre Funktion als Regulator von Nähe und Distanz, Bindung und Autonomie in der Beziehung. Was bedeutet das? Es heißt, dass man über den Sex diese Aspekte – unbewusst – gut abwägen und regulieren kann: auf der einen Seite Nähe im Sinne von Vertrautheit, Geborgenheit und Bindung zu einem anderen Menschen, von dem man in der Regel unterschiedlich ‚abhängig' wird; auf der anderen Seite Distanz, das heißt das Bedürfnis nach Autonomie und Freiheit, Selbstbestimmung und Selbstständigkeit, das Gefühl, ‚losgelöst' zu sein und trotz Beziehung ein Individuum zu bleiben. Es handelt sich dabei um zwei Grundbedürfnisse des Menschen. In einer idealen Welt hat das Kind beides in einem ausgewogenen Maße lernen und erleben dürfen: Es konnte seine Individualität entfalten, auch dann, wenn seine Interessen und Vorlieben anders – vielleicht sogar fremd – waren, als diejenigen, die sich seine Eltern für das Kind vorgestellt und gewünscht hatten. Gleichzeitig hat der kleine Mensch ausreichend Zuneigung und Unterstützung, Trost und Nähe erlebt, sodass ihm als erwachsenes Individuum eine geschmeidige und geschickte Gratwanderung zwischen den beiden Bedürfnissen nach Nähe und nach Distanz, nach Bindung und Autonomie gelingt. In derselben idealen Welt trifft dieser glückliche Mensch ebenfalls einen anderen, der genauso gelernt hat, entspannt und gelassen mit diesen beiden Bedürfnissen umzugehen. Diese zwei Menschen haben keine Probleme mit Bindung und Autonomie und leben dann glücklich bis ans Lebensende, wie in jedem guten Märchen.

Unsere menschliche Realität sieht leider häufig anders aus. Und damit kommen wir zurück zu uns und zu der oft schwierigen Balance zwischen diesen zwei Bedürfnissen. Diese Thematik zu vertiefen würde den Rahmen dieses Buchs erheblich überschreiten. Um sie jedoch abschließend zu betrachten, kann man behaupten, dass die Art und Weise, wie man Sex praktiziert, einen unterschiedlichen Grad an Nähe und Intimität zulässt. Es heißt auch, dass verschiedene Probleme in der Sexualität, wie Lustlosigkeit oder Potenzstörungen, tatsächlich einen unbewussten Lösungsversuch darstellen können, wenn die Balance zwischen Nähe und Distanz in einer Beziehung nicht anders etabliert werden kann. Was das konkret bedeutet und wie sich das im Alltag zeigt, möchte ich mit dem folgenden Beispiel erläutern. Eine Frau hat schon länger kein Interesse mehr an sexueller Intimität. Der*die Partner*in ist damit unzufrieden und drängt sie zu einer Sexualberatung. In ganz vielen ähnlichen Fällen konnte ich als gemeinsamen Faktor die Tatsache feststellen, dass all diese Frauen in materiell – manchmal auch emotional – abhängigen Verhältnissen zu ihren Partnern*innen standen. Dieser Zustand, der zu Anfang hingenommen wurde und sogar erwünscht war, entpuppte sich über die Jahre als eine Art ‚goldener Käfig', aus dem diese Frauen nicht mehr rauskonnten – vielleicht auch nicht mehr wollten. Dieses Gefühl, in einem zwar goldenen, jedoch trotzdem in einem Käfig eingesperrt zu sein, widerspricht dem Bedürfnis nach Selbstbestimmung und Autonomie. Was man vielleicht über Jahre wohlwollend hingenommen hat, wird plötzlich zu eng. Aus der empfundenen Unfähigkeit, sich daraus zu befreien, entwickeln Menschen ein sexuelles Symptom, das ihnen erlaubt, innerhalb ihrer Beziehung eine gewisse Autonomie, eine gewisse Distanz bzw. Machtposition zu bewahren, anstatt sich in der sexuellen Verschmelzung komplett aufzulösen. Dieses Muster lässt sich in vielfältigen Variationen reproduzieren und gilt beispielweise auch für Männer mit Potenzstörungen oder frühzeitiger Ejakulation. Nicht penetrieren zu können, ist eine Art versteckte Botschaft des Körpers. Um diese Botschaft zu verstehen, ist oft die Antwort auf folgende Fragen aufschlussreich: Was will der schlaffe Penis sagen? Welche verborgene Botschaft enthält diese Tatsache? Was hat der Mann davon, keine Erektion zu haben oder diese schnell zu verlieren? Vielleicht doch die Vermeidung von zu viel Nähe in einer Beziehung, die ihm sowieso schon zu eng geworden ist oder sich einfach inzwischen nicht mehr richtig anfühlt?

Eine weitere typische Variante von Vermeidung von zu viel Nähe ist die Trennung zwischen Gefühlen und Sex. Menschen, die ein stark ambivalentes Verhältnis zur Nähe haben, werden in der Beziehung häufiger eine Art von Sex bevorzugen, bei dem weniger emotionaler Kontakt stattfindet und/oder bei dem das Level an Intimität reduziert ist. Dabei schauen sich die Partner*innen bspw. nicht an. Es werden Stellungen gewählt, bei denen kein Blickkontakt entstehen kann, oder Zärtlichkeit in der Berührung und in der verbalen Kommunikation wird vermieden. Auf der anderen Seite können die gleichen Menschen, die Nähe als ein ambivalentes Bedürfnis empfinden, beim Sex mit einem Fremden möglicherweise viel mehr Intimität zulassen, weil sie emotional nicht involviert sind und sie sich ohne Weiteres zurückziehen können. Oder wie oben bereits beschrieben, sie entwickeln unbewusst ein sexuelles Symptom, um die allzu große Nähe des Sex durch eine körperliche Ursache ohne weitere Erklärungen oder Auseinandersetzungen über das Hauptthema vermeiden zu können.

Auch in diesem Zusammenhang ist es leider unmöglich, all die individuellen Beispiele zu erörtern, die es gibt und die mir täglich in der Praxis begegnen. Wenn beim Lesen etwas in Ihnen in Resonanz gegangen ist, können Sie Ihr Erleben und Verhalten mithilfe folgender Fragen erforschen. Die Beantwortung dieser Fragen kann Ihnen ein Gefühl für Ihr persönliches Ausmaß an Nähe und Distanz, Abhängigkeit und Autonomie verschaffen. Sie erfahren, ob eins der beschriebenen Muster mit den jeweiligen Änderungen zutreffen könnte und auch wie Sie als Paar diese Balance so gestalten, dass es für Sie stimmig ist. Sie können diese Übung gerne auch mit dem*der Partner*in machen. Dabei ist es wichtig, dass Sie die Antwort ganz individuell und konkret mit realen Beispielen aus Ihrem Leben formulieren. Bspw.: „Wenn Du jedes Jahr zwei Wochen allein in den Urlaub fährst, fühle ich mich einsam und kann die Distanz kaum aushalten" oder aber „Wenn Du jedes Jahr zwei Wochen allein in den Urlaub fährst, spüre ich mich selbst wieder ganz für mich und freue mich um so mehr auf Deine Rückkehr" usw.

Und nun zu den Fragen: Wie viel Nähe können Sie aushalten, ohne Angst zu spüren oder sich selbst aufzugeben? Wann haben Sie den Eindruck, Sie verlieren das Gefühl für sich selbst? Wie viel Distanz können Sie wie lange aushalten, ohne sich einsam und verlassen zu fühlen? Wie viel Schwäche können Sie dem*der Partner*in zeigen, ohne sich ausgeliefert zu fühlen? Wie viel Stärke können Sie aufbringen, ohne die Gleichwertigkeit des*der Partner*in infrage zu stellen? Wie viel Abhängigkeit können Sie leben, ohne Ihre Autonomie zu verlieren? Wie viel Autonomie können Sie leben und sich noch gebunden fühlen?[130]

Sexuelle Praktiken und Intimität

Das Thema sexuelle Intimität ist sicherlich noch vielschichtiger, als es in diesem Buch beschrieben werden kann, und lässt sich nicht

130 Arentewicz, G., Schmidt, G. (1980). Sexuell gestörte Beziehungen. Konzept und Technik der Paartherapie. Berlin, Heidelberg, New York: Springer Verlag.

pauschal definieren. Vielleicht hilft aber an dieser Stelle eine kurze Darstellung verschiedener sexueller Szenarien, um zu verstehen, wie unterschiedlich Menschen sexuelle Intimität erleben.

Für einige Menschen bedeutet sexuelle Intimität gefühlsintensiven Austausch und viel Augenkontakt in einer ruhigen Atmosphäre, in der sich nur die beiden befinden. Dabei ist der sexuelle Akt selbst mit intensivem Körperkontakt verbunden, die Penetration, wenn sie stattfindet, nur Mittel zum Zweck, um dem*der Partner*in emotional näher zu sein. Die reine körperliche Befriedigung ist dabei sekundär. Zärtlichkeiten spielen hier die Hauptrolle. Andere haben ähnliche Szenarien, jedoch ist die körperliche Befriedigung mit dem Orgasmus beider Partner*innen im Fokus. In gewissen Szenen wird diese Art von Sex als normal betrachtet und mit dem Begriff ‚Vanilla-Sex' beschrieben.

Wieder andere suchen in einer sexuellen Begegnung den Zugang zu anderen Dimensionen des Seins. Sie sehnen sich nach spirituellen Erfahrungen oder einfach nach einem Sex, der diese Möglichkeit miteinbezieht, und praktizieren verschiedene Formen von Meditation und Körperarbeit, um sich für diese Art von sexueller Begegnung vorzubereiten. Dazu gehört bspw. sogenannter Tantrischer Sex und zum Teil auch die Art achtsamer sinnlicher Massagen, die ich in diesem Buch beschrieben habe.

Noch andere erleben hingegen ein hohes Ausmaß an Intimität, wenn sie sich sexuellen Praktiken hingeben, die von außen betrachtet zunächst eher anonym und distanziert erscheinen mögen oder bei denen die Partner*innen nicht allein sind und das Zuschauen oder manchmal das Mitmachen anderer Menschen erwünscht ist. Es sind Praktiken, bei denen das Spiel mit Unterwerfung und Dominanz, das Zufügen und Erleben von Schmerzen in Absprache oder bestimmte Fetische der Schlüsselfaktor für Intimität zwischen den Partner*innen ist. Diese Praktiken setzen eine klare Absprache und Vertrauen zwischen den Partner*innen voraus und gehen mit einem hohen Grad an Intimität einher. Es gehört Mut und Offenheit dazu, sich dem anderen vorbehaltlos zu unterwerfen und sich hinzugeben. Genauso braucht es Entschlossenheit und Verantwortungsgefühl für die dominante Rolle, um diese auszuführen. Courage, Toleranz und Vertrauen braucht es schließlich, um sich mit anderen Menschen in Gegenwart des*der Partner*in sexuell auf andere einzulassen oder dabei zu sein, während der*die Partner*in es tut. Diese Art sexueller Erfahrungen kann genauso eine tiefe Intimität zwischen den Partner*innen entstehen lassen, auch wenn diese zunächst ganz woanders angesiedelt ist als achtsame sinnliche Berührung.

Wie sich Menschen auf ihrer eigenen oder auf der gemeinsamen Insel einrichten, ist höchst individuell. Die einen mögen gedämpfte Naturfarben und eine schlichte Einrichtung, die anderen bunt und stylish. Für einige ist ein Plätzchen mitten im Wald ihr persönliches Paradies, die anderen können nicht ohne Meeresblick glücklich sein. Was ist besser, was ist schöner? Auf diese Frage gibt es keine Antwort. Finden Sie heraus, was Ihre eigenen und Ihre gemeinsamen Vorlieben sind, und bauen Sie daraus Ihr partnerschaftliches, ganz individuelles Zuhause für Ihr sexuelles Zusammensein.

Berührung und Intimität

Die Art und die Beschaffenheit der Berührung zwischen zwei Menschen im sexuellen Austausch gibt Aufschluss darüber, wie viel Intimität sie in ihrer Begegnung zulassen können. Zu beobachten, ob und wo sich Menschen berühren lassen und sich selbst berühren, ob sie das flüchtig machen oder fühlend, wohlwollend oder als Pflichterfüllung, ergebnisoffen oder zielorientiert, kann beim jeweiligen Paar zeigen, inwieweit sie Nähe zulassen können und wollen.

Berührung kann mit unseren einladenden, verführerischen, bestimmenden Worten anfangen und weiter über unseren Blick transportiert werden. Unsere Augen können offen, neugierig, wohlwollend, schelmisch und herausfordernd, aber auch kalt, verschlossen, zurückhaltend oder undurchlässig blicken. Unsere Hände können zart oder angespannt, zögernd oder sicher, kraftvoll oder hart berühren. Der ganze Körper kann auch berühren, sich geschmeidig um den anderen Körper wickeln, sich in einem gemeinsamen Rhythmus bewegen und dabei so viel Kontaktfläche wie möglich suchen, oder sich hart, kantig und undurchlässig in der Steigerung der Erregung anspannen und unnahbar bleiben. Schließlich lässt sich mit dem Mund, den Lippen und der Zunge der ganze Körper des*der Partner*in berühren, liebkosen, schmeicheln und erregen.

Welche Berührungsqualität ist Ihnen vertraut? Welche mögen Sie und bei welcher fühlen Sie sich weniger wohl oder unsicher? Was verbinden Sie mit dieser Qualität der Berührung? Hätten Sie Lust, etwas Neues auszuprobieren? Sich anders berühren zu lassen oder den*die Partner*in anders zu berühren?

Die drei Protagonisten in diesem Buch beschreiben ihre Erfahrungen mit Berührung und stellen fest, dass der Aspekt der Achtsamkeit und Sinnlichkeit eine intime Begegnung bereichert und diese auch „komplexer im positiven Sinn macht", wie Marion ihre Erfahrung beschreibt. Sowohl als Empfangende*r als auch als Gebende*r ist man offen und präsent mit all dem, was gerade da ist. Das kann zunächst befremdlich sein und sicherlich auch eine Herausforderung darstellen. Mit der Zeit wird das jedoch als schön und befreiend erlebt. Die Angst davor, sich ‚nackt' zu zeigen, lässt nach. Sich zu zeigen, ohne etwas zurückzuhalten aus Furcht, nicht zu gefallen oder nicht akzeptiert zu werden. Mit einer achtsamen Haltung ist eine größere Offenheit möglich, weil diese Praxis die Fähigkeit schult, mit all dem, was gerade ist, präsent zu sein, es liebevoll und wertfrei anzunehmen, anstatt es zu unterdrücken. Anton beschreibt diese Haltung und diesen Zustand als schön. Auch seine Angst, sich vor der Partnerin zu öffnen, schwindet allmählich. Intimität wird auch von Anton als „Offenheit" beschrieben: „Du bist völlig offen und da und ja, mit all dem, was gerade da ist. Das ist echt schön. Und ich habe keine Angst mehr davor." Der Zwang, etwas zu machen oder zu erwidern, oder der Druck, auf eine bestimmte Art reagieren zu müssen, lässt nach und so gibt es zunehmend Raum für mehr Authentizität. Authentizität und Achtsamkeit für das, was wirklich gerade da ist, und nicht für das, was wir denken, es wäre jetzt die

‚richtige' Reaktion. Dieses Sich-Zeigen ist nicht mehr angstbesetzt. Die Angst, sich vor dem*der Partner*in zu öffnen, schwindet zunehmend, weil gleichzeitig die Selbstsicherheit zugenommen hat. Die Zentrierung in sich selbst ist gewachsen, der Kontakt zu sich selbst ist klarer geworden, sodass Grenzen, Wünsche und Bedürfnisse klarer und sichtbarer werden.

Die körperliche Intimität, das heißt die sexuellen Rituale, die Partner*innen miteinander inszenieren, verändern sich durch die Praxis der Achtsamkeit, neue Elemente kommen hinzu: „Gerade auch im Hinblick auf den Sex mit meiner Partnerin hat sich durch diese Praxis sehr viel geändert. Ich bin weg von so einem normalen Modus im körperlichen Miteinander. Ich kann jetzt einfach die Sinnlichkeit mehr genießen, egal ob es dann auch noch zum Sex kommt. Wobei ich auch sagen würde, dass es für mich gar keine Trennung mehr gibt. Sex ist für mich dadurch viel mehr geworden, als es vorher war", erzählt Anton ganz ausführlich. Wenn diese Form sinnlicher Begegnung vielleicht zunächst als ‚getrennt' vom eigentlichen Sex angesehen wird, schwindet mit der Zeit diese Trennung zunehmend, sodass die sinnliche achtsame Berührung Teil vom gesamten sexuellen Erleben wird oder sogar als eigenständige ‚sexuelle' Handlung wahrgenommen wird.

Die Berührung in Achtsamkeit ermöglicht die Erfahrung, dass das Geben nicht mehr ein Machen ist. Damit ist Machen im Sinne von ‚irgendetwas tun müssen' gemeint, weil der*die Partner*in es so erwartet, und die damit verbundene Anstrengung, weil dieses Machen nicht dem eigenen Gefühl oder momentanen Bedürfnis entspricht. Sich loszulösen von diesem einschränkenden Muster, ermöglicht das Gefühl, mehr zu geben und gleichzeitig weniger zu machen: „Ich glaube schon, das sich etwas verändert hat, weil ich mich selber auch anders entdecken konnte", erzählt mir Sarah, „in dieser achtsamen Berührung, die ich erlernt habe, kann ich mich auch anders in oder auf meine Partnerin einlassen. Dadurch gebe ich mehr, ohne dass ich das Gefühl habe, ich gebe was."

Sinnliche achtsame Berührung ermöglicht Verbundenheit, Vertrauen und Intimität. Es kann ein Weg sein, um zu sich selbst zu kommen, sich zu spüren und sich wieder zu zentrieren. Es kann ein erster Schritt in Richtung Sex sein, kann aber auch ein für sich stehender Moment vertrauter sinnlicher Nähe bleiben, die Intimität schafft. „Ich habe für mich die Erfahrung gemacht, dass es beim Sex ja nicht immer sozusagen zum Vollzug kommen muss. Ich finde die Berührung ganz wichtig. Ich merke es am besten dann, wenn ich gestresst bin, dann kann ich mich zunächst nicht so fallen lassen. Und dennoch finde ich gerade dann eine Berührung sehr schön", erzählt Marion. „Wenn man sich einfach zusammensetzt und sich berührt, entsteht daraus sozusagen eine engere Berührungsbeziehung und das finde ich sehr wichtig. Dadurch kommt man wieder zu sich selbst zurück und vom Außen ein bisschen weg. Man muss nicht unbedingt jetzt Sex haben, die Berührung ist an sich schon eine Verbindung, ein Vertrauen, Intimität."

Diese Einsicht ist zentral für die Gestaltung der Sexualität in einer Beziehung. Die Erfahrung zu machen, dass eine sexuelle Begegnung auch ‚nur' aus sinnlichen erregenden Berührungen bestehen kann, die nirgendwohin führen sollen, kann sehr entlastend sein, gerade für Paare, bei denen der Orgasmus ein nie infrage gestelltes Ziel jeder sexuellen Begegnung sein muss. Manchmal empfehle ich Paaren, diese Erfahrung zu machen, und ‚verschreibe' ihnen ein Orgasmusverbot, um die Verantwortung aus der Beziehung rauszunehmen und ein Sich-Einlassen auf diese Erfahrung zu ermöglichen.

Wie sieht es bei Ihnen aus? Möchten Sie es auch probieren, den*die Partner*in mit sinnlichen entspannenden oder erregenden Berührungen zu verwöhnen oder sich verwöhnen zu lassen, ohne dass daraus mehr wird? Wie fühlt es sich an, sich das vorzustellen? Wie würde der*die Partner*in reagieren, wenn Sie es vorschlagen oder einfach nur tun würden?

Auch bei Menschen, die eine befriedigende Sexualität leben, kann eine Erweiterung im eigenen sexuellen Erleben stattfinden. Sich als Empfangende*r vollständig in die Berührung fallen lassen zu können, sich dem*der Berührenden zu schenken, kann eine neue Erfahrung sein: „Ja! Es ist komplett anders“, sagt Sarah. „Ich hatte vorher schon eine befriedigende Sexualität und ich konnte mich schon vorher gut fallen lassen und loslassen, aber Berührung zu schenken, war für mich nicht so intensiv, wie ich es jetzt erlebe. Auch als Empfangende kann ich jetzt vollständig in diese Berührung reingehen, ich kann schenkend empfangen, sodass es für beide zum Geschenk wird.“

Mit der Intensität wächst auch die Sensibilität in der Wahrnehmung von Begegnungen und Berührungen, die sich nicht stimmig anfühlen. Was zuvor als diffuses unwohliges Gefühl wahrgenommen wurde, lässt sich jetzt in Worte fassen und kommunizieren.

Erotische Kompetenz

Sexualität ist ausgehend von einem angeborenen Reflex (dem Erregungsreflex) ein kontinuierlicher, lebenslanger Lernprozess. Dies bedeutet, dass wie in allen anderen Bereichen des Lebens unsere Kompetenz mit jeder Erfahrung wächst, die wir in diesem Bereich machen, und dass es keine ‚natürlichen‘ oder ‚spontanen‘ Fähigkeiten sind, die ohne weiteres Zutun zur Verfügung stehen. Zur erotischen Kompetenz gehört u. a. die Fähigkeit, den*die Partner*in sinnlich zu berühren. Wie der Körper des*der Partner*in berührt werden kann, dass es für ihn*sie angenehm, entspannend, erotisierend wirkt, ist etwas, das im Laufe des Lebens und unserer Erfahrungen unterschiedlich ausführlich gelernt wird.

Dieser Lernprozess hängt von vielen Faktoren ab, zum Beispiel wie wir sozialisiert wurden, ob und wie wir als Kinder Berührung erfahren haben, ob die Berührung bestimmter Körperteile bei uns oder bei dem*der Partner*in eher Lust und Wonne oder Abwehr und sogar Ekel auslöst. In einem achtsamen Raum ist es möglich, sich der Erfahrung der Berührung und des Berührt-Werdens allmählich zu öffnen, die eigenen Grenzen vorsichtig wahrzunehmen und womöglich diese zu überprüfen und infrage zu stellen.

Durch die Erfahrungen von Sarah, Marion und Anton können wir gemeinsam einige Aspekte herausfinden, die die drei Protagonisten für sich entdeckt haben. Die Sensitivität, das heißt die Fähigkeit, differenzierter wahrzunehmen, was in und bei dem*der Partner*in passiert, wächst durch diese Praxis. Marion erzählt, wie sich ihre „Sensitivität insgesamt verbessert hat und sehr schnell so eine Art Fokus auf den Berührungspunkt, auf die Berührungsqualität eingetreten ist". Und sie ergänzt, dass „sich viel mehr Aufmerksamkeit entfaltet hat für das, was an Berührungen gerade stattfindet". Die erhöhte Sensibilität ermöglicht das schnellere Erkennen dessen, was gerade nicht gut läuft, bei sich selbst und/oder bei dem*der Partner*in. „Ich spüre deutlicher, wenn es ein Problem bei meiner Partnerin gibt, also ich kann richtig sagen, dass ich das körperlich spüre, was da los ist", sagt Anton.

Es entwickelt sich eine körperliche Intelligenz, der eigene Körper spürt genau, was passiert: „Ich bin aufmerksamer geworden und ich habe noch intensiver gespürt, was geschieht, in dem Moment, wo ich berühre, und was geschieht in dem Moment, wo ich berührt werde", erzählt Anton weiter. Gerade diese körperliche Intelligenz ist das, was vielen Menschen fehlt, die Probleme oder Einschränkungen in der Sexualität erleben. Es ist ein über den Körper transportiertes, intuitives Wissen darüber, was gerade passiert, was einem guttut, und es ist auch die Fähigkeit, für das eigene Wohlsein proaktiv zu sorgen. Es ist ein Wissen ohne Worte, das den Erfahrungen entspringt und eine tiefgründige sexuelle Sicherheit ermöglicht.

Die erotische Kompetenz in der Berührung wächst und wird vielschichtiger: „Berührung ist für mich ein viel bewussteres Hinspüren geworden: Wo bin ich gerade mit meiner Partnerin in Kontakt, wie ist der Kontakt, wie fühlt sich das an, was nehme ich durch meine Hände wahr, wie nehme ich die Hände der anderen Person wahr? Es ist ein komplett anderes Spektrum an Kontakt, das sich aufgetan hat, was für mich nicht mehr wegzudenken ist aus einem intimen

Kontakt“, erzählt Anton. Viele Menschen verfügen über ein eher begrenztes Berührungsrepertoire. Sie bleiben bei routinierten Berührungsabläufen, vernachlässigen viele Körperregionen, die zunächst als uninteressant betrachtet werden. Gerade durch wiederholte Berührungen aber werden diese Bereiche sensibilisiert und aktiviert, sodass sie ebenso wie andere lebendiger Teil der Interaktion werden können: „Es gibt kein Körperteil, keinen Hautzentimeter am Körper meiner Partnerin, der nicht mit mir spricht“, erzählt mir Sarah, „und mein eigener Körper ist insgesamt viel empfänglicher geworden, ich spüre viel mehr am ganzen Körper, auch dort, wo ich es nie gedacht hätte.“ Ähnliche Aussagen wie diese habe ich häufiger gehört. Durch die Praxis achtsamer sinnlicher Berührungen lässt sich der gesamte Körper vitalisieren. Es werden neue sinnliche Erfahrungen gemacht. Sex ist mehr, als irgendwelche Stellungen auszuprobieren. Berührungen, die den ganzen Menschen miteinbeziehen, können als Vorspiel oder zwischendurch eingesetzt werden, auch wenn diese zunächst die Aufmerksamkeit von der genitalen Erregung ablenken. Auf diese Art lässt sich jene jedoch erweitern, ausdehnen, gestalten. Berührungen ermöglichen einen Wechsel in den Rhythmen der sexuellen Begegnung, von hastig und schnell, wenn die Erregung ansteigt, zu ruhigeren, ausgedehnten Strecken, um dann später das Tempo wieder anzukurbeln. Diese Form der Berührung ermöglicht auch die Erfahrung, dass sexuelle Erregung sowie der Höhepunkt auch in Ruhe, mit stillen, langsameren Bewegungen und Berührungen erlebt werden können, weil nicht zwangsläufig nur schnelle und kräftige Reibungen zum Orgasmus führen. Wie bereits Wilhelm Reich beschrieb, berichten viele Menschen, dass je mehr sich der Gipfel der Erregung nähert, desto langsamer wird das Tempo in den Bewegungen, und gerade diese Entschleunigung schenkt unerwartete genussvolle Empfindungen.[131]

Auch wenn Sie noch nie einen Garten auf Ihrer Insel angelegt haben, trauen Sie sich, dies zu tun. Fassen Sie die Erdklumpen an, wühlen

131 Reich, W. (2014). Die Funktion des Orgasmus. 10. Auflage, erste Edition 1942. Köln: KiWi Paperback.

Sie mit Ihren Händen in der Erde, riechen Sie den intensiven und gleichzeitig sanften Geruch der Muttererde. Verteilen Sie Ihre Samen und gießen Sie sie ausgiebig. Sie werden erstaunt sein, welche Pracht sich daraus entwickeln wird. Ihre Hände werden auf einmal wissen, was sie zu tun haben, und ihrer innewohnenden Intuition folgen. Diese besondere Art der Berührung kann unmittelbar auf nonverbaler Ebene Wertschätzung für den*die Partner*in vermitteln. Diese körperlich gefühlte Wertschätzung aktiviert Selbstliebe. Anton beschreibt seine Erfahrung mit diesen Worten: „In der Achtsamkeit der Berührung und in der damit ausgedrückten Wertschätzung ist bei meiner Partnerin viel mehr Selbstliebe entstanden, und ich glaube, dass sie sich wirklich durch diese Art der Berührung wertgeschätzt gefühlt hat. Dadurch konnte sie sich selber mehr wertschätzen. Ihre Selbstliebe ist größer geworden." Auch wenn Selbstliebe größtenteils eine eigene ‚Leistung' sein sollte, können wertschätzende Begegnungen und Berührungen dazu beitragen, Selbstliebe zu entwickeln, diese zu stärken und tiefer zu verankern. In der Achtsamkeit ist das Gefühl, gesehen und wertgeschätzt zu werden, größer als in einer Begegnung, die sich oberflächlicher und flüchtiger, manchmal anonymer gestaltet.

Berührung und emotionale Kommunikation

Dass Berührung eine emotionale Komponente enthält, dürfte für die meisten Menschen intuitiv verständlich sein. Verschiedene Studien dokumentieren inzwischen ausführlich, inwiefern Berührung ein wesentlicher Bestandteil für alle zwischenmenschlichen Beziehungen als lebenslanges Ausdrucksmittel für Emotionen ist.[132] Wie Forscher*innen in einem Experiment zeigen konnten, werden Emotionen eindeutig durch Berührungen zum Ausdruck gebracht

132 Linden, D. J. (2015). Touch. The Science of the Sense that Makes Us Human. London: Penguin Books.

und als solche erkannt.[133] Ein weiteres Experiment zeigt, dass verschiedene Berührungsqualitäten eingesetzt werden, um verschiedene Emotionen zum Ausdruck zu bringen. Die Empfänger*innen waren dadurch in der Lage, die emotionalen Stimmungen über die unterschiedlichen Berührungen wahrzunehmen. Noch mehr Übereinstimmungen gab es, als den Teilnehmer*innen erlaubt wurde, die von ihnen als geeignet erachtete Stelle am Körper des Gegenübers in Zusammenhang mit dem Gefühl zu berühren.[134]

Berührung in Beziehung

„Berührung und Liebe sind unzertrennlich. Eine der fünf Ausdrucksformen der Liebe ist die körperliche Berührung. In der Tat kann eine romantische Beziehung durch mangelnde Berührung verhindert werden."[135]

Berührung als emotionale Kommunikationsform ist zehnmal stärker als verbaler Kontakt. Wir vergessen, dass Berührung nicht nur die Grundlage unserer Spezies ist, sondern der Schlüssel für erfüllende und lebenswichtige Beziehungen. Berührung schafft Freiraum und Zukunft. Die Unmittelbarkeit sinnlicher Begegnung schafft dort Abstand, wo die Nähe am größten ist.[136]

Eine achtsame Berührung ist gleichzeitig eine Bestätigung des Zwischenraums zwischen dem Berührenden und dem Berührten. Sie lässt nicht einfach beide verschmelzen, sondern öffnet vielmehr eine

133 Emotionen durch Berührung vermitteln: Studierenden wurden Gefühle auf einem Zettel kommuniziert. Diese mussten eine*n Partner*in so berühren, wie sie es aufgrund des geschriebenen Gefühls für richtig hielten. In einer eindeutigen Mehrheit der Fälle wurden die Gefühle identifiziert. Siehe: Field, T. (2001). Touch. London: The MIT Press. Sowie Field, T. (2011). Touch for socioemotional and physical well-being: A review. doi:10.1016/j.dr.2011.01.001.

134 Ebd.

135 Field. Übersetzung der Autorin aus dem Englischen. Originaltext: „Touch and love have been called ‚indivisible'. One of the five expressions of love is through physical touch. In fact, the absence of touch may prevent the development of a romantic relationship." In: Field, T. (2011). Touch for socioemotional and physical well-being: A review. doi:10.1016/j.dr.2011.01.001.

136 Küchenhoff, J. (2007). ... dort, wo ich berühre, werde ich auch berührt. Forum Psychoanal 2007, 23:120–132. Berlin: Springer Medizin Verlag.

‚Raum-Zeit' in die Zukunft voller Möglichkeiten. Es ist nämlich nicht nur das liebevolle Berühren, das willkommen ist, sondern vielmehr das ‚Nicht-Wissen', was die Liebkosung sucht. Gerade dieses ‚Nicht-Wissen', diese Ahnungslosigkeit und Absichtslosigkeit sind das Wesentliche an der Berührung. Es ist dann ein Spiel mit den Möglichkeiten. Ein Spiel, das eine offene Zukunft zeigt: Die Liebkosung ist die Erwartung dieser reinen Zukunft, dieser Zukunft ohne Inhalt.[137] Eine gute nachvollziehbare Qualität erfüllter Sinnlichkeit liegt in einer Berührung, die taktvoll ist, Raum lässt und Zeit gibt.

Eine Studie aus dem Jahr 1966 zeigt interessante Zusammenhänge auf.[138] Es wurden Paare in Cafés in London und auf Puerto Rico[139] beobachtet. Auf Puerto Rico fassten sich die Partner*innen 100 Mal pro Stunde an, in London kein einziges Mal. Die Studie zeigt, wie wichtig nicht nur die Qualität, sondern auch die Menge an Berührungen sind. Eine weitere Studie untersuchte, wie US-Mütter aus Miami und Mütter aus Paris mit ihren Kindern umgehen.[140] Die Französinnen zeigten mehr Zuneigung als die Amerikanerinnen. Auch im Teenager-Alter blieb diese Differenz. Und französische Kinder zeigten insgesamt weniger Aggressionen als amerikanische.[141]

Berührung und Oxytocin: Das Ruhe- und Bindungssystem

Eine interessante Entdeckung in Bezug auf Berührung betrifft die Wirkungsweise des Hormons bzw. Neurotransmitters Oxytocin und den Zusammenhang zwischen Oxytocin und der Aktivierung des sogenannten Ruhe- und Bindungssystems.[142] Das Ruhe- und

137 Levinas, E. 81984). Zit. in: Küchenhoff, J. (2007). ... dort, wo ich berühre, werde ich auch berührt. Forum Psychoanal 2007, 23:120–132. Berlin: Springer Medizin Verlag.

138 Field, T. (2011). Touch for socioemotional and physical well-being: A review. doi:10.1016/j.dr.2011.01.001.

139 Jourard zitiert in: Ebd.

140 Ebd.

141 Ebd.

142 Moberg, K.U. (2003). The Oxytocin Factor. Tapping the Hormone of Calm, Love and Healing. London: Pinter & Martin Ltd.

Bindungssystem ermöglicht Vertrauen, weckt Interesse und Neugierde, schafft Raum für Freundlichkeit und besänftigt Ängste und Ärger. Dieses System ist die Basis jeder liebevoll funktionierenden Beziehung. In verschiedenen Studien wurde ein biologischer Marker entdeckt, der die physiologische Basis eines Zustandes von Ruhe und Bindung sein könnte, nämlich Oxytocin. Stillenden Frauen ist dieser Zusammenhang bekannt. Tatsächlich bedeutet das Wort Oxytocin in seinem Ursprung aus dem Altgriechischen „schnell und leicht gebärend". So war dies auch zunächst die einzige Funktion, die mit diesem Hormon bzw. Neurotransmitter assoziiert wurde. Heute wissen wir mehr. Oxytocin scheint in verschiedenen Formen mit dem Ruhe- und Bindungssystem assoziiert zu sein und beeinflusst verschiedene vitale Prozesse im Körper. Diese Substanz war eins der ersten Hormone, die entschlüsselt wurden. Aus der evolutionären Perspektive ist Oxytocin – zusammen mit Vasopressin – eine alte Substanz. Diese zwei Substanzen sind seit Millionen von Jahren Teil der Entwicklungskette. Oxytocin ist in der heutigen chemischen Zusammensetzung aller Säugetiere vorhanden. Das Gleiche gilt mit kleinen Ausnahmen für Vasopressin. Die Tatsache, dass Oxytocin und Vasopressin bereits seit so langer Zeit existieren, ist ein Beweis für ihre herausragende Rolle und Funktion für die Entwicklung des Lebens.

Vasopressin ist lange Zeit als ein wichtiger Bestandteil der Kampf- oder Fluchtreaktion bei Säugetieren betrachtet worden. Aus diesem Grund wurde es mit dem männlichen Geschlecht assoziiert, während Oxytocin im Zusammenhang mit dem weiblichen gesehen wurde, weil dieses Hormon ursprünglich im Zusammenhang mit Geburt und Stillen entdeckt wurde. Seine Funktion umfasst aber mehr, auch in anderen Phasen im Leben einer Frau. Verschiedene Studien haben außerdem gezeigt, dass Oxytocin sowohl bei Männern als auch bei Frauen durch angenehme, warme und rhythmische Berührungen ausgeschüttet werden kann.[143] Berührung scheint die stärkste Quelle des und der beste Zugang zum Ruhe- und Bindungssystem zu sein.

143 Moberg, K.U. (2003). The Oxytocin Factor. Tapping the Hormone of Calm, Love and Healing. London: Pinter & Martin Ltd.

Da, wo ich berühre, werde ich auch berührt

Über die Haut und ihre verschiedenen Rezeptoren für die Wahrnehmung von Schmerz, Wärme und leichten Berührungen werden unterschiedliche Signale transportiert: Wenn ein Schmerznerv aktiviert wird, ist die übliche Reaktion die Flucht von der Schmerzquelle weg. Andere Studien zeigen, dass Berührung ganz andere Reaktionen auslösen kann, die nicht mit dem Kampf- und Fluchtsystem zu tun haben. Angenehme Berührungen und Wärme aktivieren das Ruhe- und Bindungssystem und erzeugen ein Wohlgefühl. Diese Wirkungen sind nicht so unmittelbar wie jene, die durch das Kampf- und Fluchtsystem aktiviert werden, halten aber länger an. Experimente mit Ratten zeigen, dass Folgendes passiert, wenn Nerven stimuliert werden, die für die Übertragung von angenehmen Berührungen zuständig sind: Der Blutdruck sinkt und weniger Stresshormone werden ausgeschüttet. Gleichzeitig steigt das Level von Verdauungshormonen, die vom Parasympathikus kontrolliert werden, wie bspw. Insulin, ebenso von Oxytocin. In diesen Experimenten war es möglich, durch Stimulation verschiedener sensorischer Nerven entweder die Kampf- oder Fluchtreaktion oder das Ruhe- und Bindungssystem zu aktivieren. Wir haben gesehen, dass Stillen das Ausschütten von Oxytocin auslöst. Berührung kann unter bestimmten Bedingungen ähnliche Reaktionen sowohl bei Frauen als auch bei Männern auslösen.[144]

Ein interessanter Aspekt ist die Tatsache, dass sich Berührung nicht nur auf den Berührten, sondern genauso auf den Berührenden auswirkt.[145] Das Ergebnis ist nicht überraschend, weil die Druckrezeptoren in den Händen der berührenden Person genauso stimuliert werden. Des Weiteren gibt es die Beobachtung, dass das Stresshormon Cortisol ebenso in beiden Personen sinkt, dies findet jedoch in Abhängigkeit zu der Situation statt, in der die Berührung geschieht.

---

144 Ebd.

145 Field, T. (2011). Touch for socioemotional and physical well-being: A review. doi:10.1016/j.dr.2011.01.001.

Sexuelle Berührung

Eine sanfte Berührung der Genitalien wird bei den meisten Menschen sexuelle Empfindungen auslösen. Warum ist das so? Was ist das Besondere an der Haut dieser Organe?

Sowohl die Eichel als auch die Klitoris sind haarlos. Das heißt, die Körperregionen haben keine Nervenfasern, die auf Haarkrümmung reagieren können. Darüber hinaus gibt es wenige sogenannte Mechanorezeptoren (siehe Kapitel 4), die bspw. in den Fingern oder in den Lippen verstärkt auftreten. Was hier reichlich vorhanden ist, sind freie Nervenenden, die für die Vermittlung von Wärme, Kühle, Schmerz und Entzündung zuständig sind. Darüber hinaus gibt es hier besondere, spezialisierte Nerven, die Genitalnervenkörperchen. Diese sind auch in anderen erogenen Körperregionen vorhanden, wenn auch in geringerer Zahl. Wahrscheinlich spielen die Sexualorgane eine dominante Rolle in der Entfaltung von sexueller Erregung, weil diese Nervenenden hier besonders vermehrt vorhanden sind.[146] Der Außenbereich der Klitoris hat die höchste Dichte, während beim Penis rund um die Krone, die die Eichel vom Penisschaft trennt, und beim Frenulum die größte Dichte ist. Leider konnten bis heute keine Studien durchgeführt werden, die diese Nervenenden isoliert untersuchen.

Sexuelle Empfindungen von den Genitalien gelangen durch drei verschiedene Nerven zum Rückenmark und von hier zum Gehirn. Der Pudendusnerv ist der wichtigste für sexuelle Empfindungen, indem er Signale von der Klitoris und vom Penis transportiert. Bei Frauen vermittelt der Pudendusnerv Signale von den inneren Lippen, den Vaginalwänden, vom Anus und vom Rektum. Beim Mann transportiert der Pudendusnerv Informationen vom Anus, vom Skrotum und vom Penis. Bei der Frau werden Signale von der Cervix und von der Gebärmutter sowohl vom hypogastrischen Nerv als auch vom kranialen Vagusnerv vermittelt. Durch letzteren

146 Ebd.

gelangen Informationen direkt ans Gehirn. Das erklärt, weshalb Menschen, die eine Verletzung der Spinalnerven unterhalb der zweiten Sakralwirbel erlitten haben, trotzdem sexuelle Empfindungen haben können. Diese werden von den Nerven oberhalb von diesem Segment transportiert: vom hypogastrischen Nerv und vom Vagusnerv.

Einerseits haben alle Frauen und Männer die gleiche Struktur wie oben beschrieben. Andererseits sollten individuelle Unterschiede berücksichtigt werden, welche für die Tatsache verantwortlich sein könnten, dass einige Frauen bspw. weniger in ihrer Vagina spüren und mehr in den inneren Lippen oder im Anus. Das Gleiche gilt entsprechend für den Mann. Aufgrund dieser Beobachtungen mutmaßen einige Forscher*innen, dass die Innervierung der Genitalien durchaus individuelle Unterschiede aufzeigen können, welche für die Vielfalt des sexuellen Erlebens verantwortlich sein könnten. Oder sind diese neuronalen Unterschiede sogar dafür verantwortlich, ob eine Frau vaginal oder klitoral zur Entladung kommt, wie die Feministin Naomi Wolf behauptet? „Kultur und Erziehung spielen definitiv eine Rolle in der Art und Weise, wie man den Höhepunkt erlebt, und können beeinflussen, ob er leicht oder weniger leicht erreicht wird. Aber das ist nicht alles. Alles, was einem im Bett gefällt oder was man als Frau - mit allen Unterschieden - braucht, diese Vorlieben könnten von einer unterschiedlichen Weiterleitung der Reize durch die Nerven (Innervierung) abhängig sein.“[147] Allerdings gibt es bis heute keine Beweise, dass eine normale Variation in der feinen Struktur der genitalen Nerven einen Unterschied in der sexuellen Empfindung oder sogar in den sexuellen Vorlieben verursacht. Es könnte auch an anderen Stellen der Verarbeitung der Signale Unterschiede geben, die das individuelle Erleben beeinflussen.[148,149]

---

147 Übersetzung der Autorin aus dem Englischen, Originaltext: „Culture and upbringing definitely have a role in how you climax and can affect whether you climax easily or not, but that is not all there is to it. [...] Whatever it is you like and need in bed – as a woman, with all that variability – these preferences may just be due to your physical wiring.“ aus Wolf, N., (2012). Vagina: A Cultural History. New York: Harper Collins.

148 Linden, D. J. (2015). Touch. The Science of the Sense that Makes Us Human. London: Penguin Books.

149 Ebenso könnten Unterschiede in der Verarbeitung der Signale auf der zerebralen Ebene von Bedeutung sein sowie bei gleichbleibender Innervierung auch Variationen in den elektrischen und chemischen Signalen von den beteiligten Neuronen.

Es gibt verschiedene Formen erotischer Berührungen. Diese schließen bspw. Streicheln, Massieren oder stilles haltendes Berühren mit ein. Obwohl allgemein bekannt ist, dass Berührungen erotische Empfindungen und Gefühle auslösen können, ist bis heute unklar, wie somatosensorische Reize dieses bewirken. Das Oxytocin könnte eine Antwort auf diese Frage sein. Dieses Hormon scheint eine bedeutende Rolle in der menschlichen Sexualität zu spielen, da es bei intensiven Berührungen und oraler Stimulation beim Küssen, aber auch beim Orgasmus in großen Mengen ausgeschüttet wird.[150] Das ist das Ergebnis von Experimenten sowohl bei Tieren als auch bei Menschen. Forscher*innen beobachteten, dass Oxytocin-Injektionen die Paarung bei Laborratten begünstigten. Demnach könnte körpereigenes Oxytocin genau diese Funktion ausüben. Diese Wirkung hängt allerdings von den Bedingungen ab, in denen die sexuelle Begegnung stattfindet. Denn es gibt einen wesentlichen Unterschied zwischen Empfindung und Wahrnehmung, Letztere wird weitgehend von unserer Erwartung geprägt und gefiltert. Eine ähnliche Wirkung hat der Kontext, in dem Berührung stattfindet. Die gleiche Berührung in unterschiedlichen Situationen wird demnach unterschiedlich wahrgenommen.[151] Je mehr Spannung und Gefahr erlebt werden, desto mehr Vasopressin wird ausgeschüttet und dementsprechend eine Stressreaktion produziert. Pointiert auf den Punkt gebracht könnte man sagen: „Eine Schwangerschaft kann vermieden werden, was jedoch nicht vermieden werden kann, ist die Bindung in einer intimen Beziehung, die durch [Berührung und sexuelle Befriedigung aufgrund der] Ausschüttung von Oxytocin entsteht".[152] Berührung und Körperkontakt lösen einen sich selbst verstärkenden Prozess aus und sorgen für eine erhöhte Ausschüttung von Oxytocin. Dies weckt unsere Neugierde und unser Interesse an Kontakt, was seinerseits die

150 Moberg, K. U. (2003). The Oxytocin Factor. Tapping the Hormone of Calm, Love and Healing. London: Pinter & Martin Ltd.

151 Linden, D.J. (2015). Touch. The Science of the Sense that Makes Us Human. London: Penguin Books.

152 Übersetzung der Autorin. Originaltext: „Pregnancy can be protected against, but there are no pills […] to prevent the bonding that accompanies an intimate relationship, thanks to oxytocin." Aus: Moberg, K. U. (2003). The Oxytocin Factor. Tapping the Hormone of Calm, Love and Healing. London: Pinter & Martin Ltd.

Ausschüttung von Oxytocin noch mehr anregt. Und so weiter. Wie in den Experimenten mit Tieren gezeigt wurde, entsteht dadurch ein Kreislauf, der auch für die Basis menschlicher Beziehungen gilt.

Bei einer weiteren Untersuchung wurden 100.000 Menschen gefragt, ob sie damit zufrieden wären, wenn sie einfach liebevoll gehalten werden würden und der Sex selbst keine Rolle spielen würde. 72% der Befragten antworteten mit Ja, 40% der positiven Antworten kamen von Menschen unter vierzig.[153]

Die Trennung vom geliebten Menschen löst bekannterweise eine Stressreaktion aus, der Sympathikus wird aktiviert und Stresshormone werden ausgeschüttet. Ein Mangel an Berührungen kann auf Dauer die gleiche negative Auswirkung zeigen.[154] Auf der anderen Seite üben bestimmte Orte, zu denen wir einen angenehmen Bezug haben, einen positiven Einfluss auf unser Ruhe- und Bindungssystem aus. Daher kehren Menschen im Alter oft gerne an ihren Geburtsort zurück, wenn dieser mit angenehmen Erinnerungen gekoppelt ist.

Erotische Kommunikation

Unter erotischer Kommunikation versteht man in diesem Kontext die Fähigkeit, eigene Wünsche und Vorlieben, Vorstellungen und Fantasien sowie Unsicherheiten und Grenzen zum Ausdruck zu bringen. Eine kleine Präzisierung zu diesem Thema scheint mir wichtig zu sein. Fast jeder Mensch hat innere Bilder, Szenarien oder Atmosphären, die - erotisch aufgeladen - in der Lage sind, sexuelle Erregung und Lust auf Sex auszulösen. Diese Bilder oder Fantasien haben sich oft schon ganz früh geformt, können sich aber im Laufe des Lebens verändern. Fantasien - anders als sexuelle Wünsche - möchte man meist nicht real in die Tat umsetzen. Sie liefern als

---

153 Field, T. (2001). Touch. London: The MIT Press.

154 Moberg, K. U. (2003). The Oxytocin Factor. Tapping the Hormone of Calm, Love and Healing. London: Pinter & Martin Ltd.

persönliches Kopfkino nur eine zusätzliche Würze für das eigene sexuelle Leben. Sie helfen uns auf die Sprünge, wenn nötig, um den Sex mit dem*der Partner*in mit einer eigenen Note zu versehen. Fantasien dürfen Produkte unserer Imagination bleiben. Darum empfehle ich nicht zwingend, diese zu kommunizieren. Häufiger höre ich in meiner Praxis, dass das Ergebnis des Mitteilens eher enttäuschend war. Warum? Weil die eigene Fantasie nicht zwingend mit der Fantasiewelt des*der Partner*in korrespondiert. Der*die Partner*in kann sich in die eigene Fantasie nicht hineinfühlen, sie sich zu eigen machen, sodass sich die Erzählung am Ende eher hinderlich auswirkt. Etwas anderes ist die Kommunikation eigener sexueller Wünsche. Darunter verstehe ich all die Erfahrungen, die man noch machen möchte, die eine gewisse Bedeutung haben, weshalb man nicht ohne Weiteres darauf verzichten möchte. Wie bspw. bei langjährigen monogamen Paaren der Wunsch nach sexuellen Erfahrungen mit anderen Menschen. Das kann eine Fantasie bleiben, wird aber oft doch in die Tat umgesetzt, wie mir einige Paare in meiner Praxis berichten.

Die Kommunikation über konkrete Vorlieben beim Sex ist zentral. Welche Berührung erwünscht ist, mit welcher Intensität usw. Erstaunlicherweise höre ich immer wieder Menschen, die das nicht formulieren können, weil sie es entweder gar nicht wissen oder sich nicht trauen, um den*die Partner*in nicht zu brüskieren. Damit vermeiden sie vielleicht eine kleine Irritation und halten für eine Weile still, bis die Unzufriedenheit viel zu groß geworden ist.

Die Praxis achtsamer sinnlicher Berührung trägt dazu bei, das Bewusstsein für sich selbst und für die eigene Befindlichkeit zu erhöhen und die Kommunikation dessen, was erwünscht ist oder nicht, zu verbessern. „Du bist in Kommunikation mit deiner Partnerin“, sagt Sarah, „wenn sie Stopp sagt, bleibst du da und atmest da hin. Du bist einfach da und nimmst wahr, was passiert. Es ist ein völlig anderes Gewahrsein, eine andere Präsenz in der Berührung.“ Der achtsame entspannte Rahmen, in dem Berührungen stattfinden, lädt ein, aufmerksamer zu werden, den Körper des*der Partner*in zu ‚lesen' oder im Zweifelsfall nachzufragen. Am Schluss findet meist ein Austausch statt über das, was man dabei erlebt hat. Damit wächst die kommunikative Fähigkeit beider Partner*innen.

Auch für Marion hat sich diesbezüglich etwas verändert: „Durch den bewussteren Umgang mit meinem Genital weiß ich besser, was ich brauche oder was mir nicht guttut. Ich bin klarer geworden, Ja oder Nein zu sagen." Die bewusste (Selbst-)Berührung am Genital ermöglicht größere Klarheit auch im Kontakt mit einem*einer Partner*in darüber, was erwünscht ist und was nicht. Das Erleben verschiedener Berührungsqualitäten durch den*die Partner*in erhöht die eigene Kompetenz. Das kommunikative Spektrum wird durch die verschiedenen Erfahrungen breiter.

Zusammenfassung und weitere Übungen

Welches die zentralen Aspekte sind, die unsere Sexualität auf der Beziehungsebene ausmachen, und wie wir diese positiv beeinflussen können, finden Sie hier noch einmal auf den Punkt gebracht:

- Intimität bedeutet, sich körperlich, mental und emotional nahe zu sein. Menschen erleben jedoch ein unterschiedliches Ausmaß an Intimität und beschreiben verschiedene Momente als intim. Es ist allerdings eine Fähigkeit, die sich erweitern lässt. Intimität kann aber auch bedeuten, dass man sich traut, Aspekte zu zeigen, ohne dass der*die Partner*in die Zustimmung dafür gibt.
- Je mehr es gelingt, beim Sex weniger zu ‚machen' und mehr zu fühlen, das Geben von Zärtlichkeiten mehr als Geschenk zu betrachten und weniger als mechanisches Tun, desto befriedigender und erfüllender kann der Sex werden.

- Achtsame sinnliche Berührung in der Intimität ist ein Weg, um bei sich und bei dem*der Partner*in anzukommen. Berührungen dieser Art schaffen eine emotionale Brücke zurück zu sich selbst und zu dem*der Partner*in.
- Die wachsende Vertrautheit durch ausgedehnte Begegnungen mit Berührungen schafft eine Atmosphäre, in der Loslassen und Hingabe möglich werden. Die langsamen Berührungen fördern die Ausschüttung von Oxytocin und aktivieren so das Ruhe- und Bindungssystem. Offenheit und Empathie nehmen zu.

ÜBUNGEN

1. Erotische Kommunikation

Schreiben Sie einen Tagebucheintrag. Sie können später entscheiden, ob Sie ihn Ihrem*Ihrer Partner*in zeigen möchten. Oder aber Sie entscheiden sich beide, diese kleine Übung zu machen, und schicken sich gegenseitig einen Brief. In diesem Text beschreiben Sie ausführlich, was Sie an Ihrem*Ihrer Partner*in besonders gut finden. Warum möchten Sie unbedingt mit diesem Menschen zusammen sein und mit ihm*ihr Sex haben? Was genau macht Sie an Ihrem*Ihrer Partner*in an? Sind es körperliche Attribute? Und/oder innere Qualitäten? Ist es die Art und Weise, wie er*Sie verführt, umarmt, ansieht, küsst? Oder etwas anderes? Vielleicht die Art und Weise, wie er*sie sich an- oder auszieht, bewegt oder spricht? Beschreiben Sie so realistisch wie möglich, was Sie erotisch finden, und betonen Sie diese Aspekte auf eine besondere Art. Vermeiden Sie dabei Sätze, die eine Negation enthalten. Schauen Sie auf das, was da ist und sich gut anfühlt, und nicht auf das, was nicht da ist.

Vielleicht möchten Sie am Ende noch etwas hinzufügen. Eine sexuelle Vorliebe, die Sie ausleben möchten, einen erotischen Wunsch an Ihren*Ihre Partner*in.

2. Die Kunst des Aperitifs

Mit Aperitif bezeichne ich all jene erotischen, sexuellen, eindeutigen Handlungen, die zeitlich sehr knapp sind und doch eine gewisse Intensität in den oft zu lustlosen Alltag bringen. Ich nenne sie auch gerne Appetizer. In Italien, wo ich aufgewachsen bin, ist es Tradition, vor dem ‚richtigen' Essen einen Aperitif mit Freund*innen zu trinken. Dabei werden auch Kleinigkeiten – Nüsse, Oliven usw. – gegessen. Das ist nur ein Vorgeschmack dessen, was es später geben wird. Genauso ist der erotische Aperitif: Er muss nicht alles beinhalten – auch nicht zwingend den Geschlechtsverkehr oder sogar den Orgasmus –, er ist aber eine eindeutige Anspielung und eine Kontaktaufnahme mit dem Körper des*der anderen mit einer klaren Absicht und Intensität. Es können erotische Worte, die man einladend ins Ohr flüstert, oder eine besonders intime Berührung, die aber nicht zwangsläufig weitere Handlungen beinhaltet, oder einfach ein besonderes Kompliment sein, das die Sexyness des*der Partner*in unterstreicht. Damit erinnern wir uns gegenseitig, dass wir sexuelle Wesen sind, und es schafft eine lustfreundliche und entspannte Atmosphäre zwischen den Partner*innen. Vor allem dann, wenn alles, was auf diesen Aperitif folgt, wirklich offenbleibt. Vielleicht geht man hinterher zusammen essen, vielleicht auch nicht.

Kapitel 8: Was noch?

Versuchungen sollte man nachgeben.
Wer weiß, ob sie wiederkommen!

Oscar Wilde

In den letzten Kapiteln habe ich Hauptaspekte und zentrale Bestandteile einer erfüllenden Sexualität aufgezeigt. Darüber hinaus haben uns die Erlebnisse und Erfahrungen von drei Menschen begleitet, die sich über eine längere Zeit auf die Praxis achtsamer sinnlicher Berührung eingelassen haben. Zum Abschluss möchte ich zwei weitere Aspekte beschreiben, die im Laufe dieser Erfahrung deutlich geworden sind: einerseits die Bedeutung eines geschützten Erfahrungsraums, in dem es möglich ist, achtsame sinnliche Berührung sowohl selbst zu erleben als auch diese zu lernen, zu vertiefen und zu integrieren, und auf der anderen Seite die gesamtgesellschaftliche Bedeutung, die Sarah, Marion und Anton durch ihre Worte und auch im Sinne einer Vision zum Ausdruck gebracht haben.

Lernen vom Modell und durch Selbsterfahrung

Beim Erlernen achtsamer sinnlicher Berührung spielen die Selbsterfahrung und die Schulung der Achtsamkeit eine zentrale Rolle. Diese Fertigkeit wird durch wiederholte Praxis erlangt. Dabei sehen die Lernenden live, auf welche verschiedene Art und Weise Berührung stattfinden kann. Vor allem nehmen sie wahr, welche innere Haltung und Atmosphäre förderlich und welche persönliche Vorbereitung für ein gutes Gelingen notwendig sind. In einem geschützten Übungsraum bekommen die Leiter*innen mit, wie die Teilnehmer*innen die Anregungen umsetzen, und geben da, wo es notwendig erscheint, ganz individuelle Hinweise und Anregungen. In diesen Seminaren werden neben gezielten Massagetechniken zusätzliche Tools mitgegeben und Skills entwickelt, die einen beachtlichen Bestandteil dieser Praxis darstellen (siehe Kapitel 2). Darüber hinaus besteht bei diesem Ansatz die Möglichkeit, in einem individuellen Setting intensive Selbsterfahrung mit einer professionell geschulten Person zu machen. Diese intensive Selbsterfahrung kann durch die Erfahrung der behandelnden Person einen tiefgreifenden Integrations- und Entwicklungsprozess in Gang setzen.

Die drei Protagonisten in diesem Buch sind diesbezüglich einer Meinung: „Für mich war es sehr positiv, es live mitzubekommen. Ich hätte es sehr schwierig gefunden, das nicht gezeigt zu bekommen“, sagt Anton. „Bestimmte Bewegungsabläufe, die Qualität der Berührung, die Haltung, all diese komplexeren Dinge, die so viele Sinne erfordern, lassen sich am besten in einem solchen Setting lernen“, sagt Sarah. Berührung ist vielschichtig, darum erscheint es notwendig, gezeigt zu bekommen, wie man diese verschiedenen Aspekte berücksichtigen kann. Dabei geht es nicht allein um die Technik, sondern darum, wie die gesamte Haltung und die Atmosphäre im Raum sind. Marion erzählt, wie zentral es für sie gewesen ist, „regelmäßig Input zu bekommen und selbst üben zu können“, und wie sich „durch diese Regelmäßigkeit alles gut verankern konnte“. Selbsterfahrung ist also das Schlüsselwort. Es geht nicht allein um Techniken, die man sich abschaut, sondern um einen individuellen Lernprozess, der auch einen geschützten Praxisraum braucht. Das Sehen und das Teilnehmen, das Dabei-Sein ist wesentlich für die gesamte Erfahrung. „Allein, dass mir jemand sagt, ‚probiere mal zu Hause andere Formen der Berührung aus‘, hätte nicht gereicht. Es war mir sehr wichtig, das auch zu sehen, daran teilzuhaben. Das hätte ich sonst so nicht umsetzen können“, sagt Marion. Das

Vorhandensein eines geschützten Raums fördert den Lernprozess und ermöglicht andere Erkenntnisse und Erfahrungen. „Ich sage definitiv Nein, das hätte ich nicht mit Anleitung für Zuhause und Ausprobieren für mich selbst hinbekommen! In diesen Seminaren wurde ein geschützter Raum erschaffen und gehalten, wir haben uns mit verschiedenen Übungen und Massagen immer mehr geöffnet und ‚entpanzert'. Eigene Prozesse wurden ganz bewusst eingeleitet und waren erwünscht, es war der pure Weg, über den Körper zu tieferen Einsichten für sich und sein Leben zu kommen", erklärt Sarah. In einem solchen Raum, begleitet von professionellen Leiter*innen, ist auch die Verarbeitung traumatischer Erfahrungen möglich. „Ich hätte niemals diese tiefen Veränderungen, dieses tiefe Loslassen von alten Traumata nur mit mir erlebt. Und ich habe diesen Prozess auch bei den anderen Frauen erlebt", ergänzt Sarah. Die Präsenz anderer Menschen, das Teilen der Erfahrung mit anderen scheint ein bedeutsamer Faktor in diesem Erfahrungsraum zu sein: „Es sind die Berührungen und Erfahrungen, die wir mit anderen Menschen erleben und teilen, die uns zutiefst erreichen. Natürlich ist auch Zeit allein wichtig zum Integrieren, Nachspüren und Selbst-Erforschen, aber dann im Nachhinein."

Vision, die dieser Erfahrung entspringt

Es war für mich sehr interessant, Sarah, Marion und Anton zu fragen, ob und inwiefern diese Erfahrung ihr Leben im weitesten Sinne, also nicht nur bezogen auf ihre Sexualität, beeinflusst hat. Ob diesem Erfahrungsraum eine Art Einsicht oder Vision entsprungen ist. Die Einsicht, dass das Leben ein Entwicklungsprozess ist und dass das Lebensgefühl insgesamt intensiver geworden ist, ist für Anton eins der Hauptergebnisse, worüber er sich besonders freut. Sarah wünscht sich weiterhin Erlebnisräume, in denen diese Form achtsamer sinnlicher Begegnung mit anderen Menschen erlebt werden kann. Achtsamkeit in der Berührung ist ebenfalls im Umgang mit Kindern zentral, wie Sarah die Erfahrung mit ihrer kleinen Tochter beschreibt. Auch darauf hatte das Erlernen und Praktizieren dieser Form von Massagen für sie einen positiven Einfluss.

Zum Schluss formuliert Marion die Vision, dass diese Arbeit eine gesamtgesellschaftliche, positive, Frieden stiftende Wirkung haben könnte. Sie ist auch davon überzeugt, dass diese Berührungsform zu einer Gesundheitspraxis gehören sollte, die einen positiven Einfluss auf die Gesellschaft haben kann. Diese letzten Aussagen werden durch die Ergebnisse einer weit gefassten anthropologischen Studie bestätigt, laut welcher eine berührungsarme Erziehung die Entfaltung gesellschaftlicher Gewalt begünstigt, während der Austausch liebevoller Berührungen in der Kindheit die Entstehung einer friedlicheren Gesellschaft unterstützt.[155] „Ich habe mir neulich einfach nur gedacht, dass viel weniger Menschen aggressiv durch die Gegend laufen würden, wenn sie sich das gegenseitig schenken würden."

Fazit

Ein Hauptanliegen dieses Buches war es zu zeigen, welche Auswirkungen die Praxis der Achtsamkeit bei der sinnlichen intimen Berührung auf das Sexualleben des Menschen haben kann. Die drei Protagonisten - und viele andere, die hier nicht genannt werden - haben dabei eine eindeutige Erweiterung in ihrem Erlebnisraum erfahren. Einige konnten konkrete sexuelle Probleme wie eine frühzeitige Ejakulation oder Orgasmusschwierigkeiten auflösen. Andere fanden wieder Zugang zum eigenen Genital und konnten dadurch eine neue erfüllendere Sexualität leben. Alle beschreiben, wie das eigene sinnliche, erotische und sexuelle Potenzial reichhaltiger und vielfältiger geworden ist: Einerseits ist der Sex mit mehr Verspieltheit, Flexibilität und Hingabe, Nähe, Intimität und Bindungsgefühlen verbunden. Auf der anderen Seite erzählen sie, wie sich ihre Lust zu einem Gefühl von Grundlust ausbreitet, das auf das ganze Leben übergreift.

155 Prescott, J. W. (2016). Body pleasure and the Origins of Violence. Erste Veröffentlichung 1975 in: Bulletin of the Atomic Scientists, Volume 31, Issue 9. http://www.violence.de/prescott/bulletin/article.pdf, gesehen am 14.06.2018.

Mit diesem Buch möchte ich die Scheu nehmen, sich auf diese lebensverändernde Erfahrung einzulassen. Vielleicht helfen die hier beschriebenen Anleitungen, erste kleine Schritte auf dem Weg der Achtsamkeit in der sexuellen Intimität zu gehen. Damit aus den gelesenen Worten eigenes Wissen wird, ist allerdings der Weg über den Körper und die Erfahrung damit unabdingbar.

Das Ende der Geschichte

Wie ein Märchenbuch geht auch diese Geschichte zu Ende. Es ist die Geschichte der (Wieder-)Entdeckung der eigenen magischen Insel, die sich tief in uns verbirgt. Verborgen ist jedoch nicht verloren. Dieser magische Ort ist vielleicht in Vergessenheit geraten, vernachlässigt worden, dennoch begleitet er uns, so lange wir leben. Es ist die Insel der Erotik und der Sinnlichkeit, auf der sich sexuelle Erregung und leidenschaftliche Lust entfalten können. Ein Ort, an dem sich die Zeit ausdehnt, an dem Kontakt, Nähe und Intimität möglich werden. Es ist ein sicherer Raum, in dem man nackt herumlaufen und stolz auf die eigene Lebendigkeit sein kann.

Vielleicht hat dieses Buch Sie an Ihre verborgene Insel erinnert und die Sehnsucht danach wieder entflammt. Die Erfahrungen und Einsichten der drei Protagonisten, die ihre Insel wiedergefunden haben, sind sehr individuell und lassen sich sicherlich nicht auf alle Leser*innen übertragen. Dennoch konnten sie vielleicht inspirierend und ermutigend wirken. Letzten Endes erfordert die Suche nur etwas Zeit und den Willen, ein sinnliches, lebendiges Wesen sein zu wollen. Sarah, Marion und Anton konnten verschiedene Stolpersteine beseitigen, sodass ihr Weg wieder frei wurde und sie nun ihre Sexualität mehr genießen können. Das Besondere an dieser Insel ist, dass sie nicht so weit weg ist, wie man zunächst denkt. Und ihre Schätze stehen immer zur Verfügung, wenn wir uns dessen nur bewusst werden. Unsere Hände, unser Körper, die Haut und der Atem sind immer da.

Anleitung zur Achtsamkeit in der intimen Berührung

Durch die Leidenschaften lebt der Mensch,
durch die Vernunft existiert er bloß.

Nicola Chamfort

Wie bereits betont, lässt sich diese besondere Form von Berührung nicht so leicht in Schriftform vermitteln. Die Kunst der Achtsamkeit in der Berührung braucht Zeit, um gelernt zu werden, und lebt aus der kontinuierlichen Praxis, die man ihr widmet. Darüber hinaus ist es von zentraler Bedeutung, einen sicheren Raum für die empfangende Person zu schaffen, damit sie sich traut, sich fallen zu lassen und sich auf eine Art zu öffnen, die in einem anderen Setting nicht möglich wäre. Professionelle Anbieter*innen und Kursleitende haben diese Schulung gemacht und üben sich selbst weiter in Achtsamkeit durch eine eigene meist tägliche Praxis. Hinzu kommen andere Lernschritte, Aus- und Fortbildungen, die die Berührungskompetenz in einen größeren Rahmen einbetten. Eine Anleitung zur Massage kann nur als Anregung fungieren, die Erfahrung dieser Form von Berührung aber braucht ein bestimmtes Setting, um sich entfalten zu können. Und zwar das, in dem Sarah, Marion und Anton ihre Erfahrungen gemacht haben.

Dennoch beschreibe ich hier eine Berührungssequenz, die Sie gerne zu Hause ausprobieren können. Lassen Sie sich dabei von eventuellen Anfangsschwierigkeiten nicht entmutigen und freuen Sie sich über sinnliche und intime Momente mit dem*der Partner*in und den Erkenntnissen, die diesen Erfahrungen entspringen.

RAUMVORBEREITUNG

Der Raum, in dem Sie sich für eine achtsame sinnliche Massage verabreden, ist sehr wichtig. Dieser Raum ist wie eine zweite Haut und sollte ein wohliges Gefühl der Stille hervorrufen und Sinnlichkeit ausstrahlen. Sorgen Sie auf jeden Fall dafür, dass der Raum warm ist und Sie ungestört sind. Handys sind hier tabu.

Am besten ist ein bequemes Lager mit Teppichen und Decken – noch besser mit einem Futon. Vermeiden Sie es, wenn möglich, die Übung auf dem Bett zu machen. Die Gefahr, dass aus der Begegnung sich der Ihnen bekannte Ablauf mit all seinen Vor- und Nachteilen entwickelt, ist relativ groß. Darüber hinaus ist man auf dem Fußboden in der Regel etwas beweglicher. Als Schutz für die Unterlage nehmen Sie ein breites Laken, auf das auch Öl kommen darf. Gerade an kalten Tagen ist es sinnvoll, eine Heizdecke zu verwenden, um die gewünschte Temperatur zu erreichen. Es sollten mindestens 25 bis 27 °C sein. Darunter macht es wenig Sinn, weil der nackte Körper, der ruhig und langsam berührt wird, sonst schnell auskühlt. Besorgen Sie sich eine leichte, dünne Decke, wie bspw. einen Pareo, um den*die Partner*in zwischendurch zu bedecken.

DRESSCODE

Die Massage findet zwar in der Regel für beide nackt statt. Das bedeutet aber nicht, dass Sie beide die ganze Zeit ausgezogen sein müssen. Auch das ist ein Element, womit selbst in einer

Beziehung achtsam umgegangen werden sollte und das sich im Laufe der Zeit verändern kann. Sie können bspw. als Gebende*r selbst einen Pareo (um die Hüfte oder um den Hals gewickelt) tragen oder leichte Kleidung anziehen. Ich empfehle, bei dieser Begegnung keine Reizwäsche oder einengende Kleidung zu tragen. Wie bereits gesagt, ist die Nacktheit beider Personen eins der Hauptcharakteristika einer Tantramassage. Lassen Sie sich Zeit dafür und schauen Sie, was für Sie und Ihre*n Partner*in gerade stimmig ist.

Nacktheit ist keine Selbstverständlichkeit. Auch wenn Sie sich schon lange kennen, könnte es sein, dass Sie sich noch nie in einem solchen Setting begegnet sind, in dem sich die eine Person ganz aufmerksam um die andere kümmert, sie betrachtet, ihre Reaktionen sieht und durch verschiedene Berührungen Empfindungen auslöst. In meiner Praxis habe ich schon sehr unterschiedliche Kommentare zu dieser scheinbar simplen Aufgabe, sich ganz nackt in Achtsamkeit zu begegnen, gehört. Also lassen Sie Ihre Gedanken, Bedenken und Befürchtungen gerne zu und vermeiden Sie es, diese zu bewerten. Die meisten Menschen kennen es nicht, so viel Aufmerksamkeit in einem Zustand der Verwundbarkeit, nackt eben, zu bekommen. Gerade dann nicht, wenn der*die Empfangende in der Regel die aktive Rolle beim Sex übernimmt. Bei einer solchen Berührungssequenz liegt man ausgezogen und sozusagen ‚schutzlos' in einer besonderen Art in den Händen des*der Partner*in. Es ist keine gewöhnliche Rückenmassage. Die besondere Aufmerksamkeit und die Langsamkeit in der Berührung dehnen Zeit und Raum aus. Andere Gefühle und Zustände können an die Oberfläche kommen. Auch Schamgefühle können auftauchen. Man wird dabei intensiv beobachtet. Der*die Partner*in könnte Stellen an unserem Körper erkennen, für die wir uns schämen. Unerwünschte Gefühle können hochkommen. Auch tiefere Ängste können durch die Nacktheit ausgelöst werden. Darum empfehle ich Paaren, zu

Anfang lieber vorsichtig mit dem Thema Nacktheit umzugehen und die Wirkung dieser konzentrierten Aufmerksamkeit nicht zu unterschätzen.

PERSÖNLICHE VORBEREITUNG

Nehmen Sie sich Zeit, um sich auf diese Begegnung vorzubereiten. Jede*r für sich oder auch gemeinsam lassen Sie den Alltag vorbeiziehen und kommen Sie allmählich bei Ihrer eigenen Insel an. Duschen oder baden Sie ausgiebig, machen Sie Yoga, tanzen Sie oder gehen Sie eine Runde spazieren. Versuchen Sie dabei, Gedanken an die Arbeit oder an andere Dinge in den Hintergrund fließen zu lassen, ohne ihnen zu viel Aufmerksamkeit zu schenken. Lenken Sie den Fokus auf das Hier und Jetzt, auf Ihren Körper und Ihre momentane Befindlichkeit. Vielleicht setzen Sie sich zusammen und hören eine angeleitete Meditation, die Ihnen hilft, sich zu zentrieren.[156]

In dieser Phase geht es um die Wahrnehmung. Sind Sie müde? Schaffen Sie es, Ihre Gedanken, Pläne und Sorgen für diesen Moment loszulassen? Wenn das nicht so gut gelingt, ist das völlig normal. Es ist die Aufgabe des Geistes, kontinuierlich innere und äußere Reize zu verarbeiten und diese in Form von Gedanken, Emotionen und Empfindungen für uns spürbar werden zu lassen. Sollte ein Gedanke oder ein Gefühl Sie im Griff halten, stellen Sie das zunächst einfach nur fest. Viel wichtiger als ‚nicht zu denken', ist es, sich dessen bewusst zu werden, dass wir immer Gedanken, Gefühle und Empfindungen haben. Wenn wir diese gewissermaßen von außen beobachten können, nehmen wir automatisch ein wenig Abstand davon. Das ist es, worauf es zunächst ankommt.

156 Auf meiner Webseite finden Sie Podcasts mit Anleitungen: www.soham.de (unter Aktuelles: Angeleitete Übungen & Visualisierungen -> Podcasts zum Mitmachen.)

Präsent zu sein heißt nicht, nicht zu denken. Es bedeutet, sich bewusst zu werden, was in einem selbst zu einem bestimmten Zeitpunkt passiert. Es bedeutet, die guten wie die weniger guten Gedanken, Gefühle und Empfindungen wahrzunehmen und dabei zu vermeiden, sich von ihnen hin- und hertreiben zu lassen bzw. sich komplett mit ihnen zu identifizieren. Mit zunehmender Praxis können Sie lernen wahrzunehmen, wie ein Teil von Ihnen gerade dies oder jenes denkt und fühlt, der Rest aber gleichzeitig doch etwas anderes sein kann. Denn präsent zu sein heißt, sich nicht hundert Prozent mit dem zu identifizieren, was unser Geist ‚produziert', und sich zu entscheiden, wohin wir in einem bestimmten Moment unsere Aufmerksamkeit lenken möchten: auf den Abwasch, der noch nicht gemacht worden ist, auf den Film, den wir gestern gesehen haben, oder doch lieber auf den*die Partner*in, der*die gerade auf uns wartet? Achten wir auf die vermeintlichen Unzulänglichkeiten oder doch lieber auf die anziehenden Qualitäten unseres Gegenübers?

AKTIVES ZUHÖREN

Setzen Sie sich nun zueinander und geben Sie sich jeweils fünf Minuten Zeit, um etwas Persönliches von sich selbst zu erzählen. Versuchen Sie dabei, etwas über ihre momentane Befindlichkeit zu erzählen. Kommunizieren Sie darüber, welche Gedanken, Gefühle und besonderen Empfindungen Sie gerade bei sich selbst wahrnehmen. Formulieren Sie diese knapp und lassen Sie sie dadurch Teil des Geschehens werden, sodass Sie Ihre Energie nicht mehr damit verschwenden, diese Gedanken und Gefühle zu unterdrücken. Vermeiden Sie dabei, Erklärungen und Rationalisierungen zu formulieren. Bleiben Sie einfach dabei, auch wenn Pausen in Ihrer Erzählung entstehen. Das Aussprechen lässt diese

Vorgänge klarer im Raum sein und ermöglicht Ihnen, bewusst Abstand davon zu nehmen. Der*die zuhörende Partner*in kommentiert bitte nicht.

Sollten Schweigemomente auftreten, halten Sie die entstehende Stille aus und atmen Sie. Gerade dieser Moment der Leere kann für manche beunruhigend wirken und deshalb erzählen mir einige Klient*innen, dass sie versuchen, diese Momente der Leere und der Stille doch mit Worten zu füllen. Sollte das passieren, schauen Sie, ob Sie es vielleicht doch schaffen, ruhig zu bleiben, einfach nur zu atmen und zu beobachten, was sich alles in Ihnen gerade abspielt, ohne etwas machen zu müssen. In dieser Leere und Stille zu verweilen, ist ein erster Schritt, um vom ‚Machen' ins ‚Fühlen' zu kommen. Das ist wichtig, wenn Sie später Ihre*n Partner*in berühren. Während der Berührungssequenz empfehle ich Ihnen, nicht zu reden. Kommunizieren Sie lieber über Körpersprache und tauschen Sie sich am Ende ausführlich aus.

HALTENDE BERÜHRUNG

Diese Übung beinhaltet sinnliche erotische Momente und genauso andere Gefühle, die durch die Berührungen ausgelöst werden können. Als Gebende*r sollte man sich vorher fragen, inwiefern man bereit ist, all diese Momente begleiten zu wollen und halten zu können.

In der Anfangsposition stehen oder sitzen Sie hinter Ihrem*Ihrer Partner*in. Sorgen Sie dafür, dass Sie es bequem haben und sich wohlfühlen. Laden Sie nun Ihre*n Partner*in ein, sich in Ihre Arme zu legen und so weit wie möglich sein*ihr Gewicht abzugeben. Halten Sie diese Position eine ganze Weile. Atmen Sie dabei so tief und entspannt wie möglich. Spüren Sie den Kontakt und machen Sie nichts anderes. Halten Sie den Impuls zurück, etwas zu tun, zählen Sie stattdessen noch zehn langsame Atemzüge weiter.

Achten Sie auf Ihre Gefühle, wenn Sie Ihre*n Partner*in so in den Armen halten. Wie fühlt es sich an, in dieser Rolle zu sein? Und wie sehr traut sich Ihr*e Partner*in, sich Ihnen hinzugeben? Oft vergisst man dabei, auf sich selbst zu achten, und strengt sich an oder unterdrückt etwas, um den*die Partner*in nicht zu stören. Vermeiden Sie dies und achten Sie in erster Linie darauf, dass es Ihnen dabei gut geht. Wählen Sie oder ändern Sie deshalb Ihre Position so, dass Sie eine Weile ohne große Anstrengung den*die Partner*in halten können.

Sollten Sie merken, dass sich Ihr*e Partner*in doch nicht so gut fallen lassen kann, vermeiden Sie es, ihn*sie darauf aufmerksam zu machen, das wäre nur kontraproduktiv. Sich fallen zu lassen ist eine Fähigkeit, die allmählich und gemeinsam mit Ihrer Bereitschaft zu halten – und vor allem auch auszuhalten, was kommen könnte – entwickelt werden kann. Beobachten Sie, welche Gedanken bei Ihnen auftauchen, und tauschen Sie sich später mit Ihrem*Ihrer Partner*in darüber aus.

Diese scheinbar belanglose Berührung kann bereits tiefe Gefühle auslösen. Nicht selten habe ich beobachtet, wie auf einmal Menschen anfangen, ganz heftig zu weinen, weil jemand für sie da war, der Halt und Trost angeboten hat, und sie endlich loslassen konnten. Eine achtsame sinnliche Berührungssession ist eine ganzheitliche Erfahrung in der Intimität.

DEN GANZEN KÖRPER WAHRNEHMEN

Lassen Sie sich jetzt Zeit, den ganzen Körper des*der Partner*in wahrzunehmen. Von Kopf bis Fuß, als wäre es das allererste Mal. Das geht am Besten im Stehen, indem Sie sich um Ihre*n Partner*in herumbewegen. Ihr Blick ist dabei liebevoll und wertschätzend. Gehen Sie dann mit Ihren Händen in Kontakt und starten Sie von hier eine Reise über den Körper des*der Partner*in. Entspannen Sie Ihre Hände, Arme und Schultern, lassen Sie Ihre Augen zu und Ihren Mund leicht geöffnet. Lösen Sie die Zunge vom Gaumen und atmen Sie ruhig durch Nase und Mund.

Erforschen Sie den Körper Ihres*Ihrer Partner*in, als wäre er eine Ihnen neue und fremde Landschaft. Verweilen Sie hier und da und lauschen Sie, was für Reaktionen von Ihrem*Ihrer Partner*in kommen. Zentrieren Sie sich immer wieder, indem Sie Ihren Körper beachten und Ihren Atem spüren.

Die Position im Stehen mag Ihnen zu Anfang fremd vorkommen, doch ist sie gerade für Anfänger*innen besser geeignet als die Stellung im Liegen. Im Stehen belasten Sie Ihren Körper am wenigsten und können sich ruhig Zeit lassen, den Körper des*der Partner*in in seiner Gesamtheit zu betrachten und überall zu berühren.

Auch im Liegen gilt das Gleiche: Berühren Sie den ganzen Körper des*der Partner*in. Sie werden dabei wahrscheinlich feststellen, dass dies nicht gerade einfach ist, es sei denn, Sie praktizieren regelmäßig Yoga und Ihr*e Partner*in ist nicht viel größer als Sie. Achten Sie hier besonders auf Ihre Position. Setzen Sie sich so nah wie möglich an den Körper des*der Partner*in heran, um Ihren eigenen Rücken nicht allzu sehr zu strapazieren. Wenn Sie sich bspw. seitlich auf die Höhe des Beckens setzen, können Sie mit fließenden Bewegungen den Körper von Kopf bis

Fuß berühren. Lassen Sie ausreichend Öl auf die Haut des*der Partner*in fließen und verteilen Sie es großzügig über den ganzen Körper. Stellen Sie sich jetzt vor, ein*e Bildhauer*in zu sein, der*die seine*ihre Skulptur gerade mit den eigenen Händen gestaltet, und formen Sie durch Ihre Berührungen diese Gestalt. Folgen Sie den Höhen und Tiefen, berühren Sie den Körper dreidimensional, achten Sie darauf, dass Sie so viel Körperfläche wie möglich mit Ihren Händen erreichen. Bleiben Sie selber in Kontakt mit Ihren Händen und fühlen Sie durch Ihre Hände: Was nehmen Sie wahr? Wie fühlt sich der Kontakt an? Wie fühlt sich der Atem des*der Partner*in an dieser oder jener Stelle des Körpers an? Was bewegt sich durch Ihre Berührungen? Wie verändert sich die Mimik des*der Partner*in? Welche Töne macht er*sie? Machen Sie einfach weiter, als wollten Sie durch die Berührungen Ihrer Hände den ganzen Körper zärtlich und liebevoll umhüllen. Stellen Sie sich vor, wie es wäre, von allen Seiten gleichzeitig berührt zu werden, und versuchen Sie dieses Gefühl durch Ihre Berührungen zu vermitteln. Gehen Sie immer wieder mit Ihren Händen zum Kopf und schließen Sie ihn in Ihre Berührungen mit ein, genauso die Füße und die Hände. Verweilen Sie hier und da in Stille und entspannen Sie sich in diesem ruhigen Kontakt, ohne etwas zu machen.

Sie können auch an einer bestimmten Stelle eine Weile verweilen und diese berühren. Bevor Sie dann die Stelle wechseln, verbinden Sie sich mit dieser über Ihre Berührungen mit dem ganzen Körper.

Sollte das nicht gelingen, weil es körperlich zu anspruchsvoll für Sie ist, konzentrieren Sie sich jeweils auf einen Bereich, bspw. Hand, Arm und Schulter. Wechseln Sie dann zur anderen Seite und so weiter.

Spüren Sie, während Sie berühren, ob es irgendwelche Hemmungen gibt oder sich etwas komisch für Sie anfühlt. Einige erzählen mir, dass Sie gar nicht mehr wussten, was Sie machen sollten. Sollte das passieren, ruhen Sie einfach ein paar Atemzüge lang. Halten Sie Ihre Hände an einer Stelle, entspannen Sie und lauschen Sie der Lust Ihrer Hände, diesen Körper zu berühren. Vertrauen Sie Ihrer Intuition und lassen Sie Ihre entspannten Hände über die Haut gleiten.

Sollten sehr unangenehme Gefühle auftauchen, achten Sie darauf und vermeiden Sie es, über Ihre Grenzen zu gehen. Unterbrechen Sie lieber die Massage und teilen Sie Ihre Gefühle Ihrem*Ihrer Partner*in mit. Selbstverständlich kann es auch passieren, dass Sie dabei Erregungsgefühle spüren. Das ist vollkommen normal. Vermeiden Sie es, sich davon treiben zu lassen, und lenken Sie stattdessen die erweckte Energie in Ihre Berührungen.

INTIMBERÜHRUNG

Suchen Sie sich nun eine Position aus, die es Ihnen ermöglicht, bequem zu sitzen und dabei auch das Genital des*der Partner*in gut zu sehen und entspannt zu berühren. Vermeiden Sie es, sich hinzulegen. Während der ganzen Berührungssequenz ist es zentral, dass Sie in einer Haltung bleiben, die Ihnen ein Gefühl von Wachheit, Präsenz und Würde vermittelt, die sich auf Ihre*n Partner*in übertragen werden.

Manchmal sehe ich in den Selbsterfahrungsgruppen, dass sich die gebende Person neben den*die Partner*in legt und mit einer Hand hin und her auf einer Stelle streichelt. Abgesehen von der Tatsache, dass diese Form von Kontakt sehr schön und innig sein kann, ist dies nicht die angemessene Haltung für die Form von sinnlicher achtsamer Berührung, die ich in diesem Buch beschreibe. Sollten Sie müde werden, beenden Sie lieber diesen Teil der Begegnung mit einer abschließenden Berührung und machen Sie ein anderes Mal weiter.

Berühren Sie zunächst den ganzen Körper des*der Partner*in und kommen Sie anschließend zu seinem*ihrem Genital. Verweilen Sie hier zunächst mit einer haltenden Berührung. Nehmen Sie entspannt und erwartungsfrei Kontakt auf, so als würden Sie eine andere beliebige Körperstelle berühren.

Lauschen Sie auf Ihre Gefühle, Befürchtungen und Erwartungen, während Sie das tun. Bleiben Sie aufmerksam und nehmen Sie auch wahr, was bei dem*der Partner*in passiert. Lassen Sie sich Zeit und erforschen Sie weiter, schauen Sie, welche Reaktionen verschiedene Berührungsqualitäten erzeugen. Wenn Erregung ausgelöst wird, vermeiden Sie gewohnte Abläufe. Stattdessen verlängern Sie diese Phase und spielen Sie mit Variationen, sodass die Erregung andere Bahnen und Ausdrucksformen finden kann. Wenden Sie verschiedene Rhythmen an, variieren Sie den Druck Ihrer Hände, berühren Sie Stellen, die belanglos oder weniger erregend erscheinen oder sogar zunächst wirken. Versuchen Sie mit Ihren Händen immer wieder den Rest des Körpers – Füße, Beine, Brüste und vor allem den Kopf, die Ohren, die Lippen – miteinzubeziehen, damit sich die Erregung im ganzen Körper ausbreiten kann.

Ändern Sie Ihre Position, wenn sich Ihr Körper unwohl fühlt. Ein Meditationskissen oder ein dickes gefaltetes Handtuch kann dabei behilflich sein. Bevor Sie sich anspannen, machen Sie lieber eine Pause mehr.

Beobachten Sie, was in Ihnen vorgeht. Folgende Fragen können Ihnen dabei helfen, den Kontakt zu sich selbst in der gebenden sowie eventuell später in der empfangenden Rolle zu behalten: Wie geht es Ihnen, wenn einige Berührungen Erregung bei dem*der Partner*in bewirken? Wie, wenn sie keine Erregung auslösen? Wie sicher fühlen Sie sich bei der Intimberührung? Inwiefern trauen Sie sich, kreativ und verspielt zu sein? Tauchen vielleicht unangenehme Gefühle auf? Überforderung, Druck, Scham? Sollten diese Gefühle auftauchen, nehmen Sie sie wahr und versuchen Sie dennoch, sich dabei zu entspannen. Sie können und dürfen in jedem Moment unterbrechen und die Massage abschließen. Das Gute an dieser Massageform ist, dass sie eine Haltung der ergebnisoffenen Absicht fördert: Alles kann, nichts muss, alle Gefühle und Empfindungen dürfen vorkommen und haben Raum. Also erinnern Sie sich daran und nehmen Sie wahr, was gerade passiert. Später können Sie es ansprechen und schauen, was Ihnen helfen könnte, mit diesen Gefühlen anders umzugehen.

Vielleicht haben Sie Hemmungen oder Zweifel, Sie wissen nicht genau, wie Sie berühren sollten. Versuchen Sie präsent in der Berührung zu bleiben, großflächig zu berühren und immer wieder zu ruhen und nur Wärme zu schenken. Trauen Sie sich, mit verschiedenen Intensitäten zu spielen. Bei Erregung können Sie zwischendurch etwas mehr Druck anwenden und das Tempo steigern, kehren Sie aber dann zu leichteren und langsameren Berührungen zurück und vermeiden Sie gewohnte Abläufe und eine schnelle Entladung, vor allem dann, wenn diese zu Ihren Gewohnheiten gehört.

Einige Paare, die allein zu Hause üben, verlassen manchmal an dieser Stelle den strikten Rahmen der Massage und landen bei einem ihnen vertrauten sexuellen Austausch. Das ist per se nicht schlimm. Empfehlen tue ich es trotzdem nicht. Sinnvoller ist es, einmal aus der gewohnten Routine rauszukommen und das Potenzial einer solchen Berührungsform in seiner Fülle zu erfahren.

ABSCHLUSS

Die Massage beenden Sie, indem Sie den*die Partner*in zudecken, sich so weit wie möglich mit Ihrem eigenen Körper annähern und für einige Minuten so viel Körperkontakt wie möglich anbieten. Wenn der*die Partner*in bspw. auf der Seite liegt, können Sie sich hinter ihn*sie legen und sich ankuscheln, sodass Sie Wärme und Schutz anbieten.

Ganzkörperlicher Kontakt ist wie eine schützende Hülle für den*die Partner*in, der*die durch Ihre Berührungen womöglich ganz weich, offen und durchlässig geworden ist. Nicht wenige Menschen kehren bei dieser Massage innerlich zu einem frühen Stadium ihres Lebens zurück, darum ist es wichtig, den Übergang zurück so liebevoll und schützend wie möglich zu gestalten. Wenn Sie sich entfernen, bedecken Sie den ganzen Körper des*der anderen von Kopf bis Fuß mit einem Tuch.

Für den Anfang werden Sie wahrscheinlich je nach Befindlichkeit und körperlicher Verfassung nicht länger als 20 bis 30 Minuten schaffen. Mit mehr Übung können Sie versuchen, die Zeit allmählich zu verlängern. Bedenken Sie dabei, dass eine professionelle Session bis zu drei Stunden dauern kann und dass gerade diese längere Zeit einen besonderen Wirkungsfaktor dieser Massage darstellt.

FEEDBACK

Sie können sich nun über die gemeinsame Erfahrung austauschen. Wenn etwas besonders angenehm war, sollte es betont werden. Aber auch ein Feedback über andere Gefühle ist sinnvoll, damit ein neuer Umgang damit gefunden werden kann. Die nächsten Fragen sind eine Anregung für die gemeinsame Reflexion. Wenn Sie in beiden Rollen ausprobiert haben, können Sie aus beiden Perspektiven die Fragen beantworten: Was hat Ihnen besonders gut gefallen? An welchen Stellen haben Sie Hemmungen, Druck, Schamgefühle oder Halt, Trost, Lust, vielleicht Aggression gespürt? Hat Sie etwas verunsichert? Wenn ja, was genau? Konnten Sie wahrnehmen, wie es dem*der Partner*in geht? Wenn ja, woran haben Sie gemerkt, dass es ihm*ihr gut oder weniger gut geht? Was hat Ihnen geholfen und Sicherheit gegeben? Was würden Sie das nächste Mal anders gestalten?

AN DIE HAND GEBEN

Zuallerletzt möchte ich Ihnen noch etwas Kleines und dennoch Wertvolles mit an die Hand geben, womit durch scheinbar belanglose Momente mehr Achtsamkeit und mehr Sinnlichkeit in Ihren Alltag einkehren.

Das nächste Mal, wenn Sie irgendwo draußen sind, schauen Sie in die Farben der Natur und lassen Sie diese auf sich wirken. Berühren Sie eine Blume, betrachten Sie für einige Momente ihre absolute Vollkommenheit. Lassen Sie sich von der Harmonie ihrer Formen berühren.

Schaffen Sie sich in der Hektik des Alltags immer wieder kleine Momente der Ruhe. Lenken Sie Ihre Aufmerksamkeit auf Ihren Atem, spüren Sie, wie er Ihre inneren Räume bewegt und berührt. Fahren Sie mit einer Hand über Ihren Körper und schenken Sie sich selbst eine Liebkosung.

Wenn Sie mit Ihrem*Ihrer Partner*in zusammen sind, nehmen Sie sich, so oft es geht, mit so viel Körperkontakt wie möglich in die Arme. Entspannen Sie sich dabei und verweilen Sie atmend und fühlend in dieser Umarmung.

Wenn Sie sich die Zeit und den Raum dafür nehmen möchten, schenken Sie Ihrem*Ihrer Partner*in eine sinnliche achtsame Berührungssequenz.

Berühren und berührt werden können wir immer. Liebe mit den Händen machen, auch Liebe machen mit dem Leben. Es liegt bei uns. Es ist unsere Entscheidung. Es ist unsere Insel.

ANHANG

Ursachen und Anregungen

In diesem Anhang finden Sie, kurz zusammengefasst, mögliche Ursachen für die Probleme der drei Protagonisten in diesem Buch. Anschließend habe ich Anregungen und Impulse für einen neuen Umgang mit der Problematik aufgezeichnet. Wenn das alles nicht hilft oder wenn Sie zusätzliche Unterstützung wünschen, zögern Sie nicht, die Hilfe eines*einer Sexualtherapeut*in in Anspruch zu nehmen!

Der Weg zur Insel zurück ist nie für immer verloren.

Sarah: Schmerzen beim Sex

Mögliche Ursachen:

- verschiedene akute und chronische Erkrankungen des Urogenitalapparates,
  hohe Körperspannung vor allem im Bereich des Beckenbodens;
- ein Erregungsmodus, der vor allem auf Druck basiert (bspw. durch Zusammenpressen der Schenkel);
- eine sexualfeindliche Erziehung sowie verzerrte und unrealistische Vorstellungen und Glaubenssätze;
- sexuelle Praktiken und Stellungen, die die anatomischen Möglichkeiten des Körpers überfordern;
- ungelöste, unausgesprochene Konflikte in der Beziehung.

Behandlungsmöglichkeiten:

- ärztliche Abklärung der Symptomatik und möglichst Behandlung durch nicht synthetische Wirkstoffe; es gibt inzwischen sehr erfolgreiche Medikamente, die keine Nebenwirkungen (wie Antibiotika) haben und sehr gezielt z.B. gegen wiederkehrende Blasenentzündungen eingesetzt werden können.[157]
- Achtsamkeitstraining und Entspannungstechniken; Schmerzen beim Sex oder die Angst davor bewirken meist Verspannungen im Körper. Diese Verspannungen verhindern die Durchblutung des Genitals und machen es verletzlicher. Durch Achtsamkeitsübungen lässt sich der unbewussten Tendenz zu verspannen entgegenwirken.
- Selbstberührung kann Linderung bringen. Genauso wie wir liebevoll eine Stelle streicheln und halten, an der wir uns verletzt haben, kann dies auch im Intimbereich helfen. Achtsame sinnliche Heilmassage durch eine dafür professionell ausgebildete Person kann zusätzlich, wie im Fall von Sarah, zur Heilung führen.
- Beziehungskonflikte ansprechen und klären.

Marion: Orgasmusprobleme

Mögliche Ursachen:

- ein eingeschränkter Erregungsmodus; wenig Wahrnehmung im Genitalbereich durch insgesamt geringere sexuelle Erfahrung; wenig Kontakt zur Vagina, die als fremd, empfindungslos, manchmal eklig erlebt wird;
- eine lustfeindliche Erziehung, wodurch es für das Mädchen nicht möglich war, ihr Genital zu entdecken und damit lustvoll zu experimentieren;

---

157 www.soham.de/blog/diedepressivevagina und deakos.com

- verschiedene Ängste wie bspw. Angst vor einer ungewollten Schwangerschaft, Angst vor Schmerzen, Angst vor intensiven Gefühlen, Angst vor Kontrollverlust und Hingabe, Angst vor zu viel Nähe;
- auch kann der oft negativ besetzte Eintritt in die ‚Welt der Frauen' ein Grund für die Ablehnung der eigenen Geschlechtlichkeit sein: Die erste Regel wird von vielen Frauen als schmerzhaft und schambesetzt erlebt. Es folgt das ‚erste Mal', wobei Frauen oft Schmerz anstatt lustvolle Gefühle erleben. Und schließlich die Geburt eines Kindes, ebenso für die meisten Frauen eine schmerzerfüllte Erfahrung mit ihren weittragenden, nicht nur körperlichen Veränderungen.

Behandlungsmöglichkeiten:

- das eigene Lustpotenzial erforschen; die Erregbarkeit des eigenen Genitals nicht einschränken, sondern mit Variationen in der Berührungsqualität und/oder in den Szenarien experimentieren;
- wenn der Modus eher auf Vibrationen, Druck und/oder mechanischen Berührungen basiert, ist es wichtig, den Körper in Bewegung zu bringen (bspw. mit dem Becken kleine kreisende Bewegungen zu machen oder den Kopf von links nach rechts zu bewegen usw.), um die Spannung über Mikrobewegungen aufzulockern;
- die eigenen Glaubenssätze infrage stellen, schauen, ob es noch Sinn macht, sich daran festzuhalten;
- die Beziehung unter die Lupe nehmen und sich fragen, ob man sich emotional ausreichend aufgehoben fühlt; dabei sollte auch die eigene Bereitschaft, sich auf eine – diese? – Beziehung einzulassen, hinterfragt werden.

Anton: zu früh kommen

Mögliche Ursachen:

- medizinische Ursachen (neurologische, endokrinologische und Kreislauferkrankungen, gesteigerter Alkohol-, Nikotin- und/oder Drogenkonsum, Medikamente, chirurgische Eingriffe);
- Alter, auch wenn es sich nicht gut anhört, ist es nicht die Frage, OB ein Mann Erektionsstörungen bekommen wird, sondern WANN er sie bekommt. Es lässt sich nicht komplett vermeiden, weil der unabwendbare Alterungsprozess die gesamten körperlichen Funktionen miteinschließt. Man kann diesem Prozess jedoch gezielt entgegenwirken;
- traumatische Erlebnisse; ungelöste Konflikte aus der Kindheit; lustfeindliche Erziehung, verzerrte und unrealistische Vorstellungen und Glaubenssätze in Bezug auf männliche Potenz;
- ein eingeschränkter Erregungsmodus, der sowohl zu Potenzproblemen als auch zu einer frühzeitigen Ejakulation führen kann;
- paarbezogene Probleme, die Erektionsfähigkeit und die Gestaltung der Erregung hängt oft von der Gesamtdynamik einer Beziehung ab.

Behandlungsmöglichkeiten:

- die medizinischen Fragen mit einem Urologen abklären; ggf. Lebensgewohnheiten verändern;
- sich mit der eigenen Geschichte auseinandersetzen, um auf die Spur ungelöster Kindheitskonflikte zu kommen, die sich heute noch in der eigenen Sexualität widerspiegeln;
- Mythen und Glaubenssätze über Sexualität hinterfragen, sich mit dem Thema ‚Männlichkeit' befassen und gewohnte Pfade verlassen;

- den eigenen Erregungsmodus erweiten, die Erregung auch in der Selbstbefriedigung zu gestalten lernen, die Schwellkörper aktivieren und über einen längeren Zeitraum durch verschiedene Stimulationen und Bewegungen des Körpers trainieren;
- die eigene Beziehung unter die Lupe nehmen und nach ungelösten Konflikten suchen.

Danksagung

Am Schluss angekommen möchte ich einigen Menschen danken, die mich auf dem Weg begleitet und dieses Buch auf direkte und indirekte Art ermöglicht haben. Meinen Lehrer*innen, die mir ihr Wissen großzügig vermittelt haben, Andro Andreas Rothe, Suriya und Saranam sowie Daniel Odier, gilt ein besonderer Dank. Dania Schiftan danke ich auch, weil sie – vermutlich ohne es zu merken –, mich ermutigt hat, zu diesem besonderen Aspekt meiner Arbeit zurückzukehren. Ich bedanke mich außerdem bei meinen Freund*innen und meiner Tochter Olivia für die langatmige Geduld und immerwährende Ermutigung. Ein besonderer Dank geht an meine Eltern, ohne deren Freigeist im Hintergrund ich dieses Buch nicht hätte schreiben können. Matthias Möbius möchte ich für die Zusammenarbeit und gemeinsame Gründung des Instituts ebenfalls danken, hier konnten viele der beschriebenen Erfahrungen stattfinden. Ich danke Thomas Raupach, meinem langjährigen Freund und unermüdlichen Leser der vielen Zwischenfassungen dieses Buchs für die ermutigenden und unterstützenden Worte, und selbstverständlich meiner befreundeten Kollegin Ann-Marlene Henning für das Vorwort. Meinen Lektorinnen, Viviane Korn und Heide Waechter, danke ich für das Glätten der deutschen Sprache einer nicht muttersprachlichen Autorin. Ganz besonders danke ich meinem Verlag und meiner Ansprechpartnerin dort, Marianne Nentwig. Stephanie Ehrenschwendner danke ich für das Coaching, bei dem sie mich ermutigt hat, die „Bremsen loszulassen“ und das „Wissenschaftliche“ hinter mir zu lassen. Allen Teilnehmer*innen unserer Selbsterfahrungsgruppen und Klient*innen meiner Praxis, vor allem denjenigen, die von mir interviewt wurden, möchte ich für die Einsichten und Erkenntnisse, an denen ich teilhaben durfte, danken. Dem Team vom Café Knuth in Ottensen möchte ich für die vielen Tassen Darjeeling herzlich danken, die mir beim Schreiben dieses Buchs serviert wurden, und den Unbekannten, die das Schreiben unterbrachen und sich mit mir über das Thema unterhielten. Ein spezieller Dank für ihre stets wertschätzende Unterstützung, ermutigende Präsenz und konstruktive Kritik gilt Christine Hentschel, meiner ganz besonderen Freundin.

Gefühlsliste

Im Folgenden habe ich ein paar Gefühle aufgezählt, die sich mit unterschiedlichen Wörtern beschreiben lassen. Schauen Sie, wovon Sie sich angesprochen fühlen, und kommen Sie Ihren Gefühlen auf die Spur!

WUT - ÄRGER
ungehalten, sauer, abgespannt, aggressiv, alarmiert, stinkig, aufgekratzt, abwehrend, ärgerlich, aufgeregt, frustriert, genervt, streitlustig, verärgert, zappelig, wütend

TRAURIGKEIT - VERZWEIFLUNG
antriebsarm, deprimiert, besorgt, apathisch, dumpf, bitter, blockiert, bestürzt, betrübt, beklommen, ausgelaugt, bedrückt, betroffen, apathisch, dumpf, beklommen, besorgt

SEELISCHER SCHMERZ
durcheinander, düster, einsam, verzweifelt, leer, elend, erschlagen

EKEL
angeekelt, angewidert

ANGST
erschreckt, furchtsam, gelähmt, hilflos, panisch, irritiert, mutlos, nervös, schüchtern, überwältigt, unbehaglich, unruhig, zitternd, verstört, zögerlich

SCHAM
beschämt, durcheinander, erstarrt, gehemmt, furchtsam, hilflos, kalt, mutlos, nervös

FREUDE und LUST
blendend, bezaubert, bewegt, beschwingt, belebt, atemlos, aufgedreht, aufgekratzt, aufgeregt, ausgelassen, begeistert, behaglich, ausgeglichen, beruhigt, still, besinnlich, dankbar, dynamisch, ekstatisch, entzückt, erfüllt, fantastisch, fasziniert, freundlich, frisch, froh, fröhlich, gelöst, glücklich, gut gelaunt, heiter, motiviert, zärtlich, lustvoll, zufrieden, befriedigt, entrückt, erregt, lebendig, lebhaft, gebannt, berauscht, hellwach, strahlend, vergnügt, befreit, berührt, energiegeladen, gesammelt, gerührt, hoffnungsvoll, inspiriert, klar, locker, munter, satt, neugierig, selbstsicher, vergnügt, verliebt, wach, wissbegierig, zuversichtlich, unbeschwert, optimistisch

Literaturliste

Allen, Woody: https://natune.net/zitate/Woody%20Allen

Andro, A. R.: *Berühre mich.* Hans Nietsch Verlag, Freiburg 1993

Andro, A. R.: *Die Entstehung der Tantramassage,* 2019 https://diamond-lotus.de/dl-massagen/die-entstehung-der-Tantramassage/, gesehen am 25.02.2019

Anzieu, D.: *Das Haut-Ich.* 5. Auflage. Suhrkamp, Frankfurt a.M. 2013

Arentewicz, G., Schmidt, G.: *Sexuell gestörte Beziehungen. Konzept und Technik der Paartherapie.* Berlin, Heidelberg, Springer Verlag, New York 1980

Beier, K., Bosinski, H., Hartmann, U., Loewit, K.: *Sexualmedizin* (2. Aufl.) Urban & Fischer, München 2005

Böhme, R.: *Human Touch. Warum körperliche Nähe so wichtig ist.* C. H. Beck Verlag, München 2019

Bowlby, J.: *Frühe Bindung und kindliche Entwicklung.* Reinhardt Verlag, München 2015

Busch, U., Hahn, D.: *Abtreibung. Diskurse und Tendenzen.* Transcript-Verlag, Bielefeld 2015

Butler, J.: *Das Unbehagen der Geschlechter.* München: SV 1991

Chamfort, Nicola: *Die französischen Moralisten. Teil 1. La Rochefoucauld. Montesquieu, Chamfort.* Hrsg. u. übers. v. Fritz Schalk. Sammlung Dieterich, Bremen 1962, © Aufbau Verlag GmbH & Co. KG, Berlin 1962, 2008

Clement, U.: *Systemische Sexualtherapie.* 5. Auflage 2011. Klett-Cotta, München 2004

Davis, P. K.: *Die Kraft der Berührung.* Waldhausen, Ritterhude 1994

Desjardins, J. Y.: *Approche intégrative et sexocorporelle. In: Revue Européenne de Sexologie Médicale.* Déc. 1996, Vol. 5, Nr. 21; Rome: European Federation of Sexology

Eder, F. X.: *Kultur der Begierde. Eine Geschichte der Sexualität.* 2. erweiterte Aufl., C. H. Beck, München 2009

Field, T.: *Touch.* London: The MIT Press 2001

Field, T., Hernandez-Reif, M., Hart, S., Quintino, O., Drose, L. A., Field, T., Kuhn C., Schanberg S. (1997): *Effects of sexual abuse. In: Journal of Bodywork and Movement Therapies 1997;* 1(2): 65–69. Miami: Duke University Medical School

Field, T.: *Touch for socioemotional and physical well-being: A review.* In: Science Direct 2011; 30(4): 367–383. doi:10.1016/j.dr.2011.01.001

Gehrig, P.: *Das Konzept des Sexocorporel.* Nach Texten von Desjardins, J. Y. und Chatton, D., überarbeitet von P. Gehrig, 2013 http://ziss.ch/sexocorporel/Sexocorporel-Grundlagen.pdf, gesehen am 26.05.2018

Grunwald, M.: *Homo hapticus. Warum wir ohne Tastsinn nicht leben können.* Droemer Knaur, München 2017

Guerrero, L. K., Floyd, K.: *Nonverbal Communication in Close Relationships.* Mahwah, NJ: Lawrence Erlbaum Associates 2006

Harlow, H. F.: *The nature of love.* Erstveröffentlichung in: American Psychologist 1958; 13: 673–685. http://psychclassics.yorku.ca/Harlow/love.htm, gesehen am 29.05.2018

Harms, T.: Vortragsunterlagen beim Kongress der DGfS in Göttingen 2018

Hauch, M.: *Paartherapie bei sexuellen Störungen: Das Hamburger Modell: Konzept und Technik.* 2. unveränderte Aufl. Stuttgart: Thieme 2013

Heinrichs, J.: *Einfach nur kuscheln.* Panorama in: LN online 11.05.2018. In http://www.ln-online.de/Nachrichten/Panorama/Einfach-nur-kuscheln, gesehen am 29.05.2018

Heller, M. A., Schiff, W.: *The Psychology of Touch.* Hillsdale, NJ: Lawrence Erlbaum Associates 1991

Jönsson, E. H., Bendas, J., Weidner, K., Wessberg, J., Olausson, H., Backlund Wasling, H., Croy, I.: *The relation between human hair follicle density and touch perception.* Scientific Reports 2017, 7: 2499. www.nature.com/scientificreports, gesehen am 14.10.2018

Kaplan, H. S.: *The Sexual Desire Disorders: Dysfunctional Regulation of Sexual Motivation.* Brunner/Mazel, New York 1995

Karkazis, K.: 2019, *Stop talking about testosterone – there's no such thing as a ‚true sex'.* https://www.theguardian.com/commentisfree/2019/mar/06/testosterone-biological-sex-sports-bodies, gesehen am 05.07.19

Kirch, D.: *Was ist Achtsamkeit?* DFME - Deutsches Fachzentrum für Achtsamkeit 2019. https://dfme-achtsamkeit.de/was-ist-achtsamkeit-wirkung/ , gesehen am 30.05.2019

Kramer, J.: *Sexological Bodywork 1984,* http://instituteofsomaticsexology.com/joseph-kramer/, gesehen am 27.05.2018

Küchenhoff, J.: *... dort, wo ich berühre, werde ich auch berührt.* Forum der Psychoanalyse 2007; 23: 120–132. Springer Medizin Verlag, Berlin 2007

Lehnen-Beyel, I.: *Berühren erwünscht,* 2009, https://www.wissenschaft.de/umwelt-natur/beruehren-erwuenscht/, gesehen am 17.06.2018

Levinas, E.: zit. in Küchenhoff, J. (2007)

Linden, D. J.: *Touch. The Science of the Sense that Makes Us Human.* Penguin Books, London 2015

Lusseyran, J.: in: **Wagener**: *Fühlen – Tasten – Begreifen. Berührung als Wahrnehmung und Kommunikation.* 2000, S. 134. Oldenburg: bis. Übersetzung: Connelly (1992)

Mass, R., Bauer, R.: *Lehrbuch Sexualtherapie.* **Klett-Cotta, Stuttgart 2016**

Master, W. H., Johnson, V. E.: *Human Sexual Inadequacy.* J. & A. Churchill Ltd., London 1970

McGlone, F.: zit. n. Possemeyer, I.: *Warum Berührung unter die Haut geht.* **In:** Geo 2017 (7). Hamburg: Gruner und Jahr

McGlone, F.: *Biography 2018.* https://www.ljmu.ac.uk/about-us/staff-profiles/faculty-of-science/natural-sciences-and-psychology/francis-mcglone, gesehen am 17.06.2018

Moberg, K. U.: *The Oxytocin Factor. Tapping the Hormone of Calm, Love and Healing.* Pinter & Martin Ltd., London 2003

Montagu, A.: *Körperkontakt.* 11. Auflage. Klett-Cotta, Stuttgart 2004

Morris, D.: *Liebe geht unter die Haut. Die Naturgeschichte des Intimverhaltens.* Droemer Knaur, Zürich 1972

Nietzsche, F.: *Also Sprach Zarathustra. Ein Buch für Alle und Keinen.* Manesse Bibliothek der Weltliteratur, München 1977

Poly.Land: *How Bisexual Erasure & Toxic Monogamy Culture Are Linked.* https://poly.land/2018/07/27/bisexual-erasure-toxic-monogamy-culture-linked/, gesehen am 08.07.2019

Porges, S.: *Die Polyvagal-Theorie: Neurophysiologische Grundlagen der Therapie. Emotionen, Bindung, Kommunikation und ihre Entstehung.* Junfermann Verlag, Paderborn 2010

Pöschl, A.: *Berührung. Gedanken zum taktilen Nachnähren des inneren Kindes als lebendige Basis erwachsener Sexualität.* In: Connection Special, 1992, 29–33, Connection Verlag, Niedertaufkirchen 1992

Possemeyer, I.: *Warum Berührung unter die Haut geht.* In: Geo Nr. 7 in 2017, Gruner und Jahr, Hamburg 2017

Prescott, J. W.: *Body pleasure and the Origins of Violence.* Erste Veröffentlichung 1975 in: Bulletin of the Atomic Scientists 1975; Volume 31, Issue 9. In http://www.violence.de/prescott/bulletin/article.pdf, gesehen am 14.06.2018

Reich, Wilhelm: *Die Funktion des Orgasmus.* **10. Auflage, erste Edition 1942,** KiWi Paperback, Köln 2014

Rescio, Susanna-Sitari: *Sex und Achtsamkeit. Sexualität, die das ganze Leben berührt.* Kamphausen Verlag, Bielefeld 2014

Riedel, M.: *Alltagsberührungen in Paarbeziehungen. Empirische Bestandsaufnahme eines sozialwissenschaftlichen vernachlässigten Kommunikationsmedium.* Dissertation Universität Freiburg 2007, Wissenschaftliche Gesellschaft, Freiburg 2008

Riedel, M.: *Soziologie der Berührung und des Körperkontaktes.* **In: Schmidt** R.-B., Schetsche M. (Hrsg.) (2012). Körperkontakt – Interdisziplinäre Erkundungen. S.77–105, Psychosozial-Verlag, Gießen 2012

Riedel, M.: *Berührung.* In: Gugutzer R., Klein G., Meuser M. (Hrsg.), 2017. Handbuch Körpersoziologie. Springer VS, Wiesbaden 2017

Riedl, M.: *Yoni Massage. Entdecke die Quellen weiblicher Liebeslust – sinnlich – energetisch – spirituell.* Hans Nietsch Verlag, Freiburg 2006

Riedl, M.: *Lingam Massage. Die Kraft männlicher Sexualität neu erleben.* Hans Nietsch Verlag, Freiburg 2006

Rosenberg, M. B.: *Gewaltfreie Kommunikation: Eine Sprache des Lebens.* Junfermann Verlag, Paderborn 2001

Rumi, Dschalal ad-Din al-Rumi: *Gewaltfreie Kommunikation,* Marshall B. Rosenberg, erweiterte Neuauflage, Verlag Junfermann, Paderborn 2016

Schmidt, G.: *Der neue DER DIE DAS.* 3. Auflage. Psychosozial-Verlag, Gießen 2011

Schnarch, D.: *Intimität und Verlangen. Sexuelle Leidenschaft in dauerhaften Beziehungen.* 6. Aufl., Klett-Cotta, Stuttgart 2015

Science: *Nervennetz für Streicheleinheiten entdeckt.* 2018, http://sciencev1.orf.at/news/56047.html, gesehen am 17.06.2018

Scinexx - Das Wissensmagazin (2004): *Auf der Suche nach dem „Streichelfaktor". Warum Hautkontakt glücklich macht.* http://www.scinexx.de/dossier-detail-165-13.html, gesehen am 18.06.2018

Schiftan, Dania: Zitiert aus einem Seminar der Dozentin an der Hochschule Merseburg, mit freundlicher Genehmigung

Sigusch, V.: *Sexualitäten. Eine kritische Theorie in 99 Fragmenten.* Frankfurt am Main: Campus 2013

SoHam Institut.: *Ausbildung in achtsamer sinnlicher Berührung.* 2019, https://www.soham.de/fortbildung, gesehen am 06.03.2019

Sparmann, J.: *Lustvoll Körperwärts: Körperorientierte Methoden für die Sexuelle Bildung von Frauen (Angewandte Sexualwissenschaft).* Gießen: Psychosozial Verlag 2018

Sprinkle, A.: http://anniesprinkle.org/projects/archived-projects/massage-ritual/http://anniesprinkle.org/projects/archived-projects/massage-ritual/, gesehen am 28.05.2018

Storch, M., Cantieni, B., Hüther, G., Tschacher, W. (2017): *Embodiment. Die Wechselwirkung von Körper und Psyche verstehen und nutzen.* Bern: Hogrefe

Stötter, A., Stötter, D.: *Tief berührt. Die Kunst der achtsamen Massage.* Norderstedt: Verlag: BoD - Books on Demand, 2014, http://www.tief-beruehrt.com/wp-content/uploads/2017/02/Tief-Beruehrt-Leseprobe.pdf, gesehen am 28.05.2018

Strauß, B., Kirchmann, H., Schwark, B., Thomas, A. (2010): *Bindung, Sexualität und Persönlichkeitsentwicklung.* Stuttgart: Kohlhammer

Sundahl, D. : *Weibliche Ejakulation und der G-Punkt.* Freiburg: Hans Nietsch Verlag 2006

Tantramassage-Verband e.V.: *Hintergründe der Tantramas*sage. 2019 https://www.tantramassage-verband.de/tantramassage/hintergrunde-der-tantramassage/, gesehen am 06.03.2019

Urban, H. B.: *Tantra. Sex, Secrecy, Politics and Power in the Study of Religion.* Delhi: Motilal Banarsidass Publishers Private Limited 2007

Voß, H. J.: *Geschlecht. Wider die Natürlichkeit.* Stuttgart: Schmetterling Verlag 2011

Wagener, U.: *Fühlen – Tasten – Begreifen. Berührung als Wahrnehmung und Kommunikation.* Oldenburg: bis, Bibliotheks- und Informationssystem der Universität Oldenburg 2000

Walker, B. G.: *Das Geheime Wissen der Frauen: Ein Lexikon.* Engerda: Arun-Verlag 2004

Wilde, Oscar: https://www.gutzitiert.de/zitat_autor_oscar_wilde_thema_versuchung_zitat_24982.html

Wolf, N.: *Vagina: A Cultural History.* New York: Harper Collins 2012

Über die Autorin

Susanna-Sitari Rescio wurde 1964 in Italien geboren. Mit 25 Jahren kam sie nach Deutschland. Hier studierte sie Sexologie an der Hochschule Merseburg, absolvierte zusätzlich die sechsjährige klinische Ausbildung im Sexocorporel sowie weitere Aus- und Fortbildungen. Sie ist Dozentin für Sexologie und Leiterin von Selbsterfahrungsgruppen, bei denen achtsame Berührung im Zentrum steht. Seit mehreren Jahren ist sie als Heilpraktikerin für Psychotherapie mit Schwerpunkt Paar- und Sexualtherapie in Hamburg in eigener Praxis tätig.

Sexual- und Paartherapie, Aus- und Fortbildungen,
Selbsterfahrung: **www.soham.de**

Webseite zum Buch: **www.sex-und-achtsamkeit.de**

Was ist Sexocorporel: **www.sexualberatung-sexocorporel.de**

Tantra: **www.no-guru.net**

Terapia sessuale, formazione e corsi esperenziali in italiano:
www.terapia-sessuale.eu

Facebook: **soham-sessuologia** (deutsch und italienisch)

Abolute Beginner

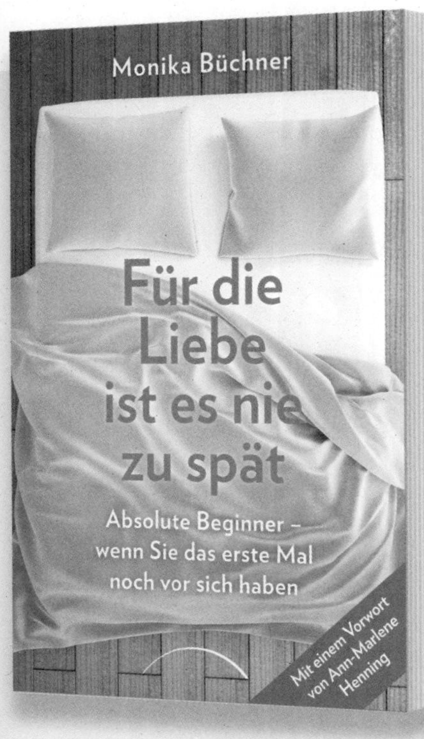

„Für die Liebe ist es nie zu spät zeigt, wie wichtig es ist, den Anfang zu machen, den ersten Schritt zu wagen. Es ist ein Mut-Mach-Buch im besten Sinne. Ein Buch, das Menschen auffängt, abholt, anstößt und neugierig macht auf sich selbst und den sexuellen Austausch mit anderen."
Ann-Marlene Henning

Ein Buch für alle, die mehr über andere sexuelle Lebenswege und ihre eigene sexuelle Entfaltung lernen möchten. Denn sind wir nicht alle irgendwie immer wieder „Beginner"?

sexualberatung-in-frankfurt.de

Monika Büchner
Für die Liebe ist es nie zu spät
248 Seiten, Broschur
ISBN 978-3-95883-092-9

jkamphausen
amphausen.media